W0231251

Patricia Noll

# Zurück ins Leben!

Patricia Noll

# Zurück ins Leben!

Krebs kann stark machen.
Der selbstbestimmte Weg
durch die Therapie

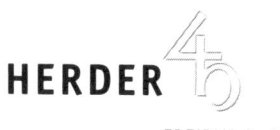

HERDER

FREIBURG · BASEL · WIEN

Für Sandra und Katrin
und meine Tochter Helena Zoé – das leuchtende Leben

Originalausgabe

© Verlag Herder GmbH, Freiburg im Breisgau 2007
Alle Rechte vorbehalten
www.herder.de
Umschlaggestaltung und Konzeption:
R·M·E München/Roland Eschlbeck, Liane Tuchel
Satz: Barbara Herrmann, Freiburg
Herstellung: CPI Moravia Books, Pohorelice
Gedruckt auf umweltfreundlichem,
chlorfrei gebleichtem Papier
Printed in Czech Republic

ISBN 978-3-451-03007-9

# Inhalt

# Vorwort

*Ich kämpfe!* Aber nicht gegen meinen Krebs! Mit ihm, und am besten ohne ihn, will ich leben, mich mit ihm und mir versöhnen und deshalb gesund bleiben.

*Ich kämpfe!* Um menschenwürdige Bedingungen in Kliniken, für komplementäre, wohltuende Zusatztherapien und eine offene, faire Patienteninformation.

*Ich kämpfe!* Dafür, dass Patienten wieder als individuelle Persönlichkeiten ernst genommen werden, dass sie ihre eigenen Ressourcen und Selbstheilungskräfte einbringen können, dass sie ernst genommen werden und ihnen endlich die Verantwortung zurückgegeben wird.

*Ich kämpfe!* Dafür, dass wieder Menschen statt Akten behandelt werden, dafür, dass Ärzte wieder mehr Gefühl und Teamfähigkeit entwickeln.

*Ich erzähle*, um Menschen in ähnlichen Situationen Mut zu machen und neue, eigene Wege aufzuzeigen.

Wenn ich heute schreibe: *„Ich bin froh, dass ich Krebs habe"*, erschrecke ich selbst wieder vor diesem Satz. Ich weiß, dass er viele, vor allem Gesunde, schockiert. Manche finden ihn zynisch. Viele Krebspatienten können ihn irgendwann sehr gut nachempfinden. Ich meine ihn grundehrlich. Ich habe auf meinem Weg viel dazugelernt. Gleichzeitig hoffe ich, wie jeder gesunde Mensch, noch lange weiterzulernen.

*„Ich bin froh, dass ich Krebs habe.“* Natürlich ist das Zweckoptimismus: „Was du nicht ändern kannst, nutze zu deinem Vorteil.“ Doch es gibt tatsächlich gute Seiten, auch wenn es nach der Diagnose erst einmal nach Weltuntergang aussieht. Aber wenn die Sonne auf der einen Seite untergeht, geht sie auf der anderen Seite gleichzeitig auf. Die Wissenschaft nennt das Resilienz und meint damit die psychische Widerstandsfähigkeit, Anpassungsfähigkeit, Optimismus und Akzeptanz. Die Fähigkeit, Krisen zu meistern, ohne daran zu zerbrechen. Sie als Herausforderung und nicht als Strafe zu sehen.

*„Ich bin froh, dass ich Krebs habe.“* Selbstverständlich provoziert dieser Satz! Aber er ist auch meine Gegenwehr, wenn mich eine bestimmte Sorte Ärzte und andere „Krebspatienten-Dompteure“ wieder in die kleinlaute, bemitleidenswerte und hilflose Opferrolle schubsen wollen. In dieser Rolle ist man zwar ein bequemer und vielleicht sogar beliebter Patient, aber um in Richtung Heilung loszulaufen, muss man leider aufstehen und aufrecht bleiben. Wenn es äußerlich gerade nicht geht, dann wenigstens innerlich.

*„Ich bin froh, dass ich Krebs habe.“* Wenn einen die Angst oder die Trauer überfällt, über alle, die man auf diesem Weg verloren hat, ist dieser Satz auch einfach nur zum Heulen.

*„Krebs macht stark“*, dieser Satz wird vielen Neuerkrankten und Angehörigen am Anfang noch zynischer erscheinen. Aber man kann an dieser Krankheit, wie übrigens an jeder Krise, tatsächlich wachsen. Ich vergesse bei diesem Satz auch nicht die vielen Menschen, die an Krebs sterben. So sinnlos Sterben von außen auch scheinen mag, durfte ich erleben, wie Menschen in diesen Extremsituationen unglaublich über sich hinauswachsen. Sie waren körperlich schwach, als sie gingen, aber trotzdem von einer runden, vollen, harmonischen Stärke, die mir persönlich alle Angst vor dem Tod genommen hat. Deshalb stehe ich ganz besonders zu diesem Satz.

„*Krebs macht stark*", eben nicht nur, weil ich es bisher auf die Überlebensseite geschafft habe. Ich lebe täglich damit, dass sich das jederzeit ändern kann. Je mehr mir das bewusst ist, umso liebevoller gehe ich mit mir selbst um und umso besser und angstfreier lebe ich.

Vor dem Schicksal einer Krebserkrankung muss niemand Angst haben, vor den täglichen, „menschlichen Gefahren" während einer Krebstherapie schon. Leider steht das Patientenwohl in unseren Kliniken nicht immer an erster Stelle. Als Patient muss man also gut auf sich aufpassen und sich die richtigen Partner suchen. Diese guten Ärzte gibt es!

An dieser Stelle muss ich mich sogar bei den unsensibelsten Medizinern bedanken. Sie haben mir zweifelsohne mit purer Schulmedizin und ohne viel Schnickschnack das Leben gerettet. Dass ich an ihren Behandlungen, Fehlern und vor allem Gefühllosigkeiten nicht zugrunde ging, dafür mussten ich und meine ausgewählten Team-Partner, auf die ich mich blind verlassen konnte, überwiegend selbst sorgen. Für sie ist dieses Buch randvoll mit Ärztelob. Aber das teilen sich nur wenige. Die meisten Mediziner haben mir und meinen strampelnden und langsam wachsenden Selbstheilungskräften immer wieder ganze Baumstämme zwischen die Beine geworfen.

Den steinigen Weg zurück ins Leben bin ich mit Standardtherapien und blanker Schulmedizin als Proviant gegangen! Aber wann, wo und was gegessen wird, habe ich meistens selbst bestimmt – in einem ausgeklügelten Zusammenspiel aus gründlicher Information und Intuition. Zusätzlich gab es auch noch einige alternativ-medizinische „Lebens"mittel: Vitamine, Homöopathie, Sporttherapie und Visualisierungen können alleine vielleicht keinen Krebs heilen, aber sie halten Leib und Seele zusammen und tun uns zu jedem Zeitpunkt Gutes – lebenswichtig in der wüsten Zeit der Krebstherapie.

Die Schulmedizin könnte viel mehr leisten und heilen, wenn sie individuell eingesetzt und menschenfreundlich statt mechanisch verabreicht würde. Das beweisen wissenschaftliche Studien.

Doch das funktioniert nur, wenn Ärzte wieder echte Heilkundige werden, wenn sie sich trauen, wieder mehr Mensch zu sein, statt Techniker und Ingenieur. Resilienz, also psychische Widerstandsfähigkeit, Optimismus und Selbstheilungskompetenz kann man lernen! Ein soziales, freundliches, humanes Umfeld ist der Nährboden, auf dem diese Fähigkeiten gedeihen. Einige wenige Kliniken und Ärzte haben das bereits erkannt – hoffentlich werden es immer mehr. Es liegt auch in unserer Macht, denn es wird sich nur etwas ändern, wenn immer mehr Patienten und ihre Angehörigen eine würdige Behandlung einfordern. Es ist wie in der Geburtshilfe. Grün gekachelte Kreißsäle wandelten sich zu Geburtszentren, in denen man sich wohl fühlen kann und trotzdem auf medizinische Qualität nicht verzichten muss. Was für den Start ins Leben möglich ist, muss auch für das Wunder des Lebens, Heilens und des Sterbens möglich sein.

Gesundheit ist eben nicht nur die Abwesenheit von Krankheit, sondern: Physisches, psychisches und soziales Wohlbefinden – so heißt es offiziell in der Definition der Weltgesundheitsorganisation (WHO). Doch das scheint in unserem Gesundheitssystem und dem Denken der meisten Ärzte immer noch blanke Theorie zu sein. Dieses Buch ist ein kleiner Schritt in die Praxis dieser ganzheitlichen Sichtweise.

In diesem Buch erzähle ich nicht nur von meinen persönlichen Erfahrungen, sondern versuche, wissenschaftliche Erklärungsansätze wie Resilienzforschung, Salutogenese (Entstehung von Gesundheit), Phänomene wie Autosuggestion und Psychoonkologie in einen praktischen Zusammenhang zu stellen. Ich möchte einfache Methoden und Werkzeuge weitergeben, die nicht nur mein Überleben gesichert haben, sondern mir nach wie vor helfen, besser und gesund zu leben.

Ich hoffe sehr, dass auch Ärzte es lesen werden. Den Preis als beliebteste Patientin habe ich auf meiner Pflegestation bestimmt nicht gewonnen.

# 1. Etappensieg –
## 7 Zyklen Chemotherapie, 7 Siege bei der Tour de France

### 24. Juli 2005. Paris, Champs Elysées

Lance Armstrong im gelben Trikot steigt gelassen auf das Siegerpodest und feiert seinen 7. Sieg der Tour de France. Ein Held für Millionen von Fans, aber in diesem Moment ganz mein Held. Der es wieder einmal geschafft hat, trotz des riesigen Zusatzgewichts, das ich ihm heimlich auf den 2.800 härtesten Kilometern des Radsports auf die sehnigen Schultern packte. Einen großen Packen Hoffnung, meine Hoffnung.

### 24. Juli 2005. Uni-Klinik, Onkologie, Zimmer 34

Der letzte Beutel „Chemo" läuft durch eine implantierte Titankammer in meine obere Hohlvene, direkt über dem Herz. Es ist heiß. Keine Klimaanlage. Der Containeranbau der Klinik ist nur Provisorium – bis zum Neubau, der in einem Jahr fertig sein soll. Er wird sicher modern, schön und komfortabel. Doch das ist mir in dem Moment egal. Hoffentlich werde ich dort nie wieder hin müssen.

Jetzt ist die neue Klinik noch ein großes Loch vor meinem Fenster. Deshalb darf ich die Fenster nicht öffnen. Draußen wühlen Bagger unermüdlich durch staubige, trockene Erde. Schimmelpilzsporen aus dem Boden könnten in die Zimmer wirbeln und jede Lungenentzündung könnte dann schnell die letzte sein. Das eigene Immunsystem ist lahmgelegt. Der Lärm ist kaum auszuhalten. Morgens um sieben beginnt draußen der Alltag der Bauarbeiter. Für mich gibt es seit langem keinen Alltag mehr. Immerhin kann ich dem normalen Leben von meinem Bett aus zuschauen: draußen.

Hier, das ist drinnen. Eine ganz andere Welt, in der man wie durch eine dicke, milchige, schalldämpfende Scheibe in das

Draußen schaut. Es eher ahnt als sieht. Selbst wenn man die Klinik verlässt, die dicke Scheibe Milchglas bleibt. Sie schließt einen ein, wie in einem Kokon, nur nicht so schützend und weich, sondern kalt, hart, scharf.

Ich habe mich ganz gut eingerichtet unter meiner Käseglocke „krank sein". Aber wie bei einer Schwangerschaft, wenn nach neun Monaten der Bauch und das Atmen zu schwer werden, habe ich langsam genug. Ich brauche Luft und muss raus hier.

Dicht unter der Zimmerdecke hängt der Fernseher. Lance Armstrong klettert die Stufen hoch, hebt die Arme, Armstrongs Kinder stehen schüchtern dabei; über die kleinen Kopfhörer, die mich vom Grundrauschen der Stationsgeräusche abschotten, ertönt Jubel. Die Türen sind offen, nur so ist die Hitze halbwegs erträglich. Natürlich heule ich Rotz und Wasser, wie immer bei ergreifenden Siegerehrungen. Ich heule, weil es ein unbeschreibliches Gefühl ist, auf dem Treppchen zu stehen. Alles gegeben zu haben. Das große Ziel, das man sich vorgenommen hat, erreicht zu haben. Nach so viel Arbeit und hartem Training. Alles läuft richtig. Als Turniertänzerin habe ich unzählige Tanzturniere gewonnen. Und bei jeder Siegerehrung habe ich geheult. Ich habe mich nie ans Gewinnen gewöhnt. Doch das ist lange her.

Wenn ich jetzt über den Sieg von Lance Armstrong heule, habe ich einen Vorteil gegenüber damals, in Flitter und Glitter auf dem Tanzparkett. Bei dieser „Siegerehrung" in einem Krankenhausbett, mit blauweiß gestreifter, gestärkter Bettwäsche, kann die Wimperntusche nicht verschmieren, denn ich habe keine Wimpern mehr.

Mein Infusiomat, der das Gift dosiert, das in meine Venen fließt, piepst. Ich schalte ihn selbst aus, das habe ich längst gelernt. Ich heule noch ein bisschen und klingle der Schwester erst, nachdem ich mich etwas beruhigt habe. So soll sie mich nicht sehen. Sie gehört nicht zu meinem Team. Nicht viele haben mein Vertrauen auf dieser Station.

Das war's. Vielleicht. Sagen wir, die erste Etappe habe ich bei meiner Tour des Lebens in der Tasche, das gelbe Trikot auf der trockenen, strapazierten, blassen Haut. Aber jeder Tourteilnehmer weiß, wie schnell das Siegertrikot wieder weg sein kann. Und nur Armstrong unter all den Fahrern weiß, wie wichtig es ist, im echten Leben zu gewinnen. Mit einer Cisplatin-Chemotherapie und einigen Operationen wurde Lance Armstrong von seinem Hodenkrebs mit Metastasen in Lunge und Gehirn geheilt, wenn man das überhaupt so sagen kann. Ein Wettkampf? Vielleicht, aber mit anderen Regeln als auf dem sportlichen Schlachtfeld.

Wer Krebs hat, kämpft: um eine gute Behandlung, um Mut, um Fassung und gegen Ignoranz und Lieblosigkeit. Ein Krebspatient kämpft um sein Leben, aber nicht gegen seine Krankheit – sonst müsste er gegen sich selbst kämpfen! Krebs ist kein fremder Gegner, kein fremder Organismus, der den Körper von außen überfällt. Kein Virus, kein Bakterium. Auch wenn Krebs durch solche Organismen ausgelöst werden kann.

Krebs, das sind eigene, verwirrte, aus der Ordnung geratene Zellen, die nicht mehr wissen, wo sie hingehören. Es ist, als ob im Körper plötzlich Anarchie ausbricht. Krebszellen schalten sogar auf einen anderen Stoffwechsel um – die Gärung. Sie kommen plötzlich ohne Sauerstoff aus, verhalten sich wie Bakterien, Einzeller, Amöben. Sie machen gewissermaßen einen evolutionären Rückschritt. Krebszellen sind nicht stark, sondern dumm. Aber sie wollen leben, deshalb wachsen sie und verteilen sich ohne Rücksicht auf Verluste. So sehr, dass sie ihren eigenen „Wirt" im schlimmsten Falle sogar umbringen. Gesunde Zellen sind intelligenter und mächtiger. Sie gilt es zu stärken, die Ordnung wieder herzustellen.

Das Bild des Aufräumens gefällt mir gut, das des Kampfes weniger. Ein Krebspatient sollte versuchen, seinen Körper wieder in Balance zu bringen und die ideale Fahrlinie wieder zu finden. Jan Ulrich hat sie nicht nur beim Radfahren immer wieder einmal verloren.

Der letzte Tag der Chemotherapie brennt sich in meinem Gedächtnis ein. Mit jeder Einzelheit und viel deutlicher als das undeutliche Geflimmer und die Erinnerungsfetzen der Erstdiagnose gut sieben Monate zuvor: Burkitt-Lymphom. Das ist eine Krankheit des Lymphsystems, des Immunsystems, ganz ähnlich wie Leukämie. Betroffen sind davon die B-Zellen, Vorläuferzellen der weißen Blutkörperchen. Aber es ist kein Blutkrebs, sondern ein solider, hochaggressiver Tumor im Lymphgewebe des Darms, mit einer Teilungsrate zwischen 85 und 100 Prozent. Der Tumor geht auf wie Popcorn, sagen die Ärzte.

Das war vor sieben Monaten und ich bin noch lange nicht am Gipfel namens Gesundheit angelangt. Aber ich werde mich jetzt ein wenig ausruhen können.

Das Zellgift der letzten Monate, das alle irgendwo versteckten Krebszellen zerstören sollte, war an der Höchstgrenze dosiert. So, dass mein Körper es gerade noch aushalten konnte. Immer am Limit dessen, was das Knochenmark ganz zerstören würde. Jeder Zyklus war eine Bergetappe: Sieben steile Anstiege und Talfahrten in Aplasie (Immunschwäche) und Anämie (Blutarmut).

Es ist ein sonderbarer Zufall, dass mein letzter Chemobeutel gerade dann läuft, als Lance Armstrong auf dem Gipfel seiner Karriere ankommt. Mit Staunen bewundere ich heute noch mein zielsicheres Timing, wobei ich selbst doch eigentlich gar nichts steuern konnte. In diesem Moment deute ich das einfach als ein gutes Omen. Schließlich hat mir meine liebste Krankengymnastin Steffi vor ein paar Wochen die Biografie von Armstrong ausgeliehen und damit viel Hoffnung geschenkt. Gute Vorzeichen kann man in dieser Situation massenhaft brauchen, am besten, man strickt sich ständig neue davon.

In meinem vorigen Leben als Fernsehmoderatorin war mir eine gelungene Dramaturgie immer sehr wichtig. Doch hier war ich leider nicht auf einer Bühne und führte auch nicht Regie. Alles war echt, nackte, ungeschminkte Realität. Seit sieben Monaten war ich nur ich selbst – sonst nichts.

Nicht leistungsfähig: Manchmal war ich nicht einmal fähig, mich eigenständig auf die andere Körperseite zu drehen, geschweige denn aufzustehen. Aber ich hatte unendlich viel Zeit für alle Bücher dieser Welt. Wenn Kopfschmerzen das Lesen unmöglich machten, dann eben als Hörbuch.

Nicht schön: Ich hatte keine Haare, keine Augenbrauen, keine Wimpern, war blass, denn Sonne war wegen der Medikamente streng tabu. Dafür hatte ich kaum Falten. Das viele Cortison polstert alles so schön auf.

Nicht schnell: Ein Spaziergang über 500 Meter fühlte sich oft an wie ein Marathon, hatte ich es aber geschafft, machte mich das auch mindestens so glücklich.

Nicht unabhängig: Ich war festgekettet an Infusionsständern, war orientierungslos im Therapiepoker der Ärzte, in Zwangsgesellschaft mit nicht immer passenden Zimmergefährtinnen. Dafür war ich ein großes Stück Verantwortung los und manchmal echt entspannt. Endlich musste ich mich um nichts mehr kümmern, außer um das blanke Überleben.

Nicht erfolgreich: Leistungsgesellschaft und Luxus ade. Kein teurer Schnickschnack mehr. Als studierender Freiberufler ging es plötzlich um die nackte Existenz.

Die Trennung von vielen Luxusgütern und die drastische Änderung meines Lebensstils hatte für mich jedoch auch etwas Befreiendes. Als das Sozialamt in meiner Finanzierungslücke vorübergehend einsprang, war ich froh um das soziale Netz. Zum ersten Mal habe ich mich aufgehoben gefühlt.

Ist also alles gar nicht so schlimm? Hat jede negative Erfahrung nicht auch etwas Positives? Psychoonkologen nennen das den *sekundären Krankheitsgewinn*. Es lohnt sich tatsächlich, sich hinzusetzen und aufzuschreiben, welche Vorteile eine Krankheit für einen persönlich mit sich bringt. So sehen wir nicht nur ihre schlimme, tragische und traurige Seite, sondern nehmen auch einen Hoffnungsschimmer am Horizont wahr.

Ein persönlicher, wenn auch kleiner Krankheitsgewinn für mich war auch, dass ich in diesem Jahr kein Rennen der Tour de France im Fernsehen verpasst habe! Die verkniffenen und vor Schmerz verzerrten Gesichter der Fahrer in den Alpen, Rückschläge, Stürze – ich litt mit. Aber auch Freude, Hoffnung und Tränen vor Glück spiegelten meine Tort(o)ur der letzten Monate ganz gut wider.

# 2. Wendepunkt Krebs –
## mein *personal Tsunami*

Mein geschenktes Leben beginnt kurz vor Silvester 2004. Am 26. Dezember 2004 kostete der Tsunami im Indischen Ozean fast einer Viertel Million Menschen das Leben. Hunderttausende von Einzelschicksalen wurden in der riesigen Flutwelle ausgelöscht. Männer, Frauen, Kinder, Alte, Junge, Traurige, Glückliche, frisch Verliebte. Innerhalb von Sekunden. Sie hatten keine Chance.

Ich habe eine Chance, wie viel besser geht es mir, das denke ich damals jeden Abend, wenn ich in meinem Klinikbett die Schreckensbilder im Fernsehen sehe.

Doch zurück zum Anfang: Irgendwie komme ich schon die letzten Wochen nicht mehr so richtig auf die Beine. Ich bin dauernd müde, gehe gegen halb neun mit meiner zehn Jahre alten Tochter ins Bett, morgens um sechs stehe ich wie gerädert auf. Verschiedene Infekte nehme ich gar nicht mehr wahr, sie gehen lückenlos ineinander über. Seit Wochen heilen einige sattelwunde Stellen an sehr empfindlichen Körperteilen nicht ab, eitern in die Tiefe. Doch ich bin hart zu mir selbst und reite wortwörtlich weiter darauf herum. Mein Hautarzt sagt, er würde den Tierschutzverein informieren, wäre ich ein Pferd. Stimmt, meinem Pferd würde ich das nie antun. Selbst die Antibiotikasalben helfen nicht. Aber ich wundere mich nicht, verdränge und ändere nichts.

Als freie Journalistin und Marketingexpertin mit kleiner Agentur manage ich bisher alles stoisch. Und alles im Doppelpack: Büro und Haus in der schwäbischen Provinz, zwei Mädels (Helena und mich), zwei Hunde, zwei Pferde, zwei Autos – der schicke Sportwagen und ein Kombi-Packesel – plus ein Wohnmobil, unser kleines Stück Freiheit, wenn überhaupt einmal freie Zeit übrig bleibt. Dazu noch zwei Omas, die im Haus wohnen, meine Mutter und meine Großmutter. Das wirkt zwar vordergründig praktisch für eine allein erziehende, berufstätige Mutter, birgt aber auch jede Menge Dynamik und Altlasten, die fleißig unter den Teppich gekehrt wurden.

Dazu das Vollzeitstudium, das ich nebenbei noch angefangen habe. Sport! Ich bin Mitte dreißig, meine Mitstudenten ungefähr halb so alt und selbst die befinden sich seit der praktischen Eingangsprüfung in einem heillosen und mörderischen Übertraining.

Ich studierte mit missionarischem Eifer und dem Schwerpunkt Gesundheitssport und Prävention. Irgendwann wollte ich allen Menschen pure Bewegungsfreude einflößen und sie davon überzeugen, dass Sport die beste Anti-Aging-Medizin ist. Der Schlüssel zum Glück und die Garantie für strotzende Gesundheit und ein langes, bewegtes Leben? Dass es diese Garantie nicht gibt, sollte ich bald selbst feststellen müssen. Meine Versprechungen klingen inzwischen deutlich leiser, auch wenn ich sicher bin, dass mir unter anderem mein Bewegungsprogramm während der Therapie das Leben rettete.

Leider hatte das Studium der Sportwissenschaft so gut wie gar nichts mit meinen Zielen zu tun. Sport als Spaßfaktor? Lust an der Bewegung? Fehlanzeige. Echte Kämpfermentalität und Leistung pur zählen. Also quälte ich mich per Maximalkraft über Hürden, schleuderte Bälle ziemlich erfolglos gegen die Hallendecke und zitterte im Handstandüberschlag über halsbrecherische Kastenhindernisse. Training bis zum Umfallen, in meinem Fall leider wortwörtlich.

Ständige Überlastung schwächt das Immunsystem gewaltig. Die junge Wissenschaft der Neuroimmunologie sieht darin eine mögliche Ursache für die Krebsentstehung. Ein geschwächtes Immunsystem erkennt degenerierte Zellen nicht, so können sich Krebszellen ungestört teilen und ausbreiten. Jeder Mensch bildet jeden Tag Krebszellen, Ausschussware, Müll. Aber ein gesundes Immunsystem eliminiert sie sofort.

Ironischerweise war „Sport und Krebs" mein Studienschwerpunkt. Gerade hatte ich mich als wissenschaftliche Hilfskraft für ein Projekt auf der Intensivstation für Knochenmarktransplantationen beworben. Es sollte untersucht werden, wie ein gezieltes Sportprogramm den Gesundheitszustand und die Immunlage nach einer Stammzelltransplantation beeinflusst. Um die „Probanden" jeden Tag auf dem Ergometer zu trainieren, suchte man noch Sportstudenten oder Therapeuten. Eindrücklich hat mich mein Professor für Sportmedizin gewarnt, ich sollte mir das noch mal gut überlegen, die Überlebenschance läge bei knapp fünfzig Prozent. Mir müsse klar sein, was es heißt, mit solchen Patienten zu trainieren, Bindungen einzugehen und dann wieder zu verlieren. Vorstellen konnte ich mir damals längst nicht, was das in der Realität bedeutet. Aber ja, ich wollte.

Inzwischen kenne ich diese Station aus einer ganz anderen Perspektive und würde gerade deshalb sofort anfangen, dort zu arbeiten. Inzwischen wäre ich, hoffe ich, ein viel besserer, viel verständnisvollerer Trainer. Schließlich konnte ich mir vorher gar nicht vorstellen, wie es ist, nicht leistungsfähig zu sein.

Mein eigenes Zwangs-Sportprogramm pro Woche war zu dieser Zeit Lichtjahre von jeglichem Gesundheitssport entfernt. Meine Tochter beschwerte sich bereits und verbot mir, ärmellose T-Shirts zu tragen: „Mama, du siehst aus wie ein Mann!" Zu dem sportlichen Training kamen die beruflichen Pflichten. Ich war immer stolz, wenn mich jemand bewundernd fragte: „Wie schaffst du das alles nur?" Immer schneller, immer höher, immer weiter. Gewundert habe ich mich nicht, wenn ich abends mit meiner Tochter halb narkotisiert ins Bett fiel. Das ist eben der Preis, dachte ich. Heute bin ich davon überzeugt, dass unter anderem diese körperliche, andauernde Überanstrengung mein Immunsystem so stark geschwächt hat, dass die aggressiven Krebszellen sich überhaupt erst entwickeln konnten. Viele andere Faktoren kamen hinzu.

Zuerst dachte ich noch, ich hätte eine Legionelleninfektion. Die Duschen im Sportinstitut waren kurz zuvor wegen Legionellenbefall gesperrt. Das würde den hartnäckigen Husten erklären und auch den anhaltenden Durchfall. Legionellenbakterien können auch die Darmschleimhaut besiedeln und angreifen. Dass ich nicht die typische, schwere Lungenentzündung hatte, sondern nur Husten, schrieb ich meinem guten, trainierten Immunsystem zu. Welch ein Witz! Ich war wegen der Beschwerden sogar ein paar Mal bei verschiedenen Ärzten. Aber für meine Symptome hatten sie keine Erklärung. Seltsam sei das alles, aber im Normbereich. Keiner ahnte etwas, genauso wenig wie ich. Also wohl doch nur eine kleine Überlastung?

Nachts wachte ich regelmäßig völlig durchgeschwitzt auf, im Nachhinein ein klares Indiz für eine Tumorerkrankung. Doch im Moment ignorierte ich das: frisches T-Shirt, Bettwäsche wechseln und weiterschlafen. Fertig. Oder sollte ich schon in die Wechseljahre kommen? Ich ignorierte alle Warnzeichen meines Körpers aber achtete oberflächlich und wohl auch studienbedingt akribisch auf meine Gesundheit. Gesunde Ernährung, nicht rauchen, viel Sport. Ich war vordergründig glücklich und zufrieden, hatte viel erreicht, ein problemfreies, sonniges, intelligentes Kind. Keine Schulsorgen, wenig Geldsorgen, etwas Liebeskummer, ja gut, wer hat das nicht. Sonst lief alles reibungslos. Wirklich?

Auch über meine Gewichtsabnahme machte ich mir keine Gedanken, sechs Kilo in acht Wochen. Ist doch klar, wer so viel trainiert. Kurz vor Weihnachten rief ich den Notarzt an, hauptsächlich um mich zu beruhigen: „Kann man denn durch den Verzehr einer ganzen Tüte Trockenaprikosen einen rostroten Stuhlgang bekommen, der dann aussieht wie Blut?" Spätestens zu diesem Zeitpunkt hätten eigentlich alle Alarmglocken schrillen müssen. Aber die schwammige Aussage des Rettungssanitäters, „Könnte schon sein", beruhigte mich sofort. Verdrängte Angst färbt viele Dinge zwanghaft rosarot. „Das ist sehr wahrscheinlich nichts, außer einer verkorksten Trockenaprikosen-Verdauung", war momentan wesentlich einfacher als: „Und wenn es etwas Schlimmes sein könnte?"

Natürlich war das grob fahrlässig und eine Riesendummheit. Ein paar Tage später plagten mich nachts starke Magenkrämpfe –

aber wer denkt während der Weihnachtsfeiertage dabei schon an etwas Ernstes? Nach Rouladen, Blaukraut und Semmelklößen, nach Plätzchen, Stollen, Nüssen und Punsch. Wer bekommt da keine Magenkrämpfe! Ich tat das, was wohl viele Leute tun würden. Ich ignorierte die Krämpfe.

Einen Tag bevor ich zur Notoperation in die Klinik eingewiesen wurde, saß ich noch eineinhalb Stunden auf unserem Pferd. Am nächsten Morgen wachte ich durch neue Krämpfe auf – und hatte eine dicke Beule, die sich aus meiner Bauchwand, direkt neben dem Nabel, wölbte. Hilfe, was ist das?

## 30. Dezember 2004

Der Dienst habende Allgemeinmediziner hat zum Glück ein Ultraschallgerät. Die Untersuchung ist kurz, wortkarg und alarmierend.

„Sie haben da was … Ich weiß nicht, was es … . Ich weiß nicht genau, wo es ist, aber es ist groß, … und es muss schnellstens da raus … Sie fahren in die Klinik."

„Ja, klar, nach Silvester, wenn die wieder in Betrieb sind", ich setze mein routiniertes Gewinnerlächeln auf.

„Nein, jetzt, und zwar gleich, so dass die Sie noch heute in das CT schieben!"

Meine Erinnerung an die Stunden danach dämpft ein gnädiger Nebelschleier. Wie ein Weichzeichner liegt er über den traumatischen ersten Stunden meiner Tumorkarriere. Zu Hause. Das Nötigste packen.

„Helena, ich muss in die Klinik."

„Warum?" „Weiß ich auch noch nicht, einfach mal gucken, was ich da im Bauch habe. Bestimmt bloß eine Blinddarmentzündung." (Das glaubte ich wirklich noch, auch wenn es meinem medizinischen Grundwissen völlig widersprach. Das war die plausibelste, nein, es war die harmloseste Erklärung.)

„Ach so."

Warten. Alleine im leeren und trostlosen Gang der Klinik. Ich bin die einzige Patientin, die noch vor dem Computertomographen auf die Notbesetzung wartet. Meine Mutter ist mit meiner Tochter wieder nach Hause gefahren.

„Klar schaff ich das alleine, macht euch keine Sorgen." Klar schaff ich das alleine. Dieser Satz begleitete mich mein ganzes Leben lang. Darauf war ich stolz. Bald würde ich daran zweifeln dürfen.

Das Schlimmste für mich an diesem Nachmittag war die Kanüle. Damit das Kontrastmittel in die Venen laufen konnte. Damit die Bilder des Tomographen genauer wurden. Ich habe eine massive Nadelphobie!

Der Arzt, der mich stechen wollte, war jung – jünger als ich! Ich hatte in den letzten kerngesunden Jahren irgendwie übersehen, dass viele Ärzte inzwischen jünger sind als ich. Mir ist das noch heute in der Erinnerung suspekt und unheimlich. Einen Arzt, der keinen größeren zeitlichen Erfahrungsschatz hat als ich, kann man doch nicht an meine Vene lassen!

Doch plötzlich sind viele Dinge keine Frage des Könnens und Wollens mehr, sondern nur noch des Müssens, so auch die Aufforderung eineinhalb Liter Kontrastmittel zu trinken.

Dann surrte der Röntgen-Ring des CT's um meine Mitte. Die Kommandos kamen aus dem strahlensicheren Nebenraum. „Bitte die Luft anhalten." „Weiteratmen." „Jetzt kommt das Kontrastmittel." „Nicht erschrecken, das wird vielleicht ganz warm und schmeckt auf der Zunge komisch." „So." „Noch einmal." „Fertig."

Der Arzt, der mir die Nadel ganz passabel legte und sie mit den Worten „Die brauchen wir sicher noch" gleich drin ließ, war eigentlich ganz nett. Aber er blieb, wie so viele Ärzte, die mir an der Uniklinik noch begegnen sollten, namenlos.

Den Arzt, der mich nachher in der chirurgischen Notfallambulanz untersuchte, merkte ich mir gut – er sollte noch manchmal mein fachlicher und mentaler Rettungsanker werden. Er strömte Kompetenz, ruhige Zuversicht und menschliche Wärme aus. Sein Lachen war echt, trotz Feiertagsschicht, und auch sein

Interesse. Noch bevor er die CT-Bilder in allen Ebenen studierte, untersuchte er vorsichtig meinen Bauch und war entsetzt.

„Das hätten Sie doch merken müssen! So eine Beule wächst doch nicht über Nacht!" Hätte ich? Hatte ich wirklich so wenig auf meinen Körper geachtet? Täglich, beim Duschen, einseifen, eincremen? Wie peinlich. Ich war die Frau, die nichts bemerkt, während ihr ein kleiner Fußball aus der Bauchwand wächst.

Es gab eine gute und eine schlechte Nachricht. Der Tumor sah eigentlich gutartig aus, er hatte einen klaren Rand, schien sich eingekapselt zu haben. Laut den Computerbildern war noch kein umliegendes Gewebe zerstört oder infiltriert. Alle Ärzte und Pfleger beruhigten mich ungefragt: Es schien eine harmlose, gutartige Geschwulst zu sein. Im Strudel der Ereignisse hatte ich sowieso noch keinen Gedanken daran verschwendet, dass ich Krebs haben könnte. Ich? Niemals!

Die schlechte Nachricht: Der Tumor war so groß, dass ich gerade noch rechtzeitig einem kompletten Darmverschluss entronnen war – vorausgesetzt, man operierte so schnell wie möglich. Und zwar gleich morgen, trotz Silvester und Notbesetzung. Ich habe es diesem Arzt zu verdanken, dass ich mir nur um die entgangene Silvesterparty Sorgen machte, aber nicht um die geplante Operation. Ich schlief gut in dieser Nacht, reagierte außerordentlich gelassen. Ja, ich war sogar fast erleichtert! Mein erster Gedanke war nicht: Oh Gott, wenn ich nun Krebs habe, oder wenn mir nun bei der Operation etwas passiert! Wie funktioniert das eigentlich, wenn der halbe Dickdarm entfernt wird?

Mein erster und bestimmender Gedanke war lediglich: Was für ein Glück, ich muss meine Turnprüfung nicht machen. Das ist wirklich krank! Ich hatte soviel Angst vor dieser Prüfung, dass ich mir in der Klinik lieber den halben Darm herausschneiden ließ, als in vier Wochen einen Rückwärts-Salto von den Schaukelringen zu machen. Warum war ich nicht erwachsen und mutig genug, um zu sagen: Dieser Preis ist mir zu hoch! Ich habe als Journalistin einen tollen Job, warum setze mich selbst dermaßen unter Druck, obwohl ich mich doch mein ganzes Leben lang rebellisch gegen Zwänge zur Wehr gesetzt hatte? Wollte ich mir etwas beweisen?

Schon um die Aufnahmeprüfung zu schaffen, hatte ich als Nichtschwimmerin extra Schwimmen gelernt und drei Monate buchstäblich bis aufs Blut am Reck trainiert. Ich hätte nicht freiwillig aufgegeben. Ich tauschte eine lapidare Turnprüfung, die ich jederzeit selbst hätte absagen können, gegen eine sehr lange Bergtour, bei der ich noch gar nicht wusste, was alles auf mich zukommen sollte. Die Entscheidung lag nun nicht mehr in meiner Gewalt.

Pardon, ich bin ausnahmsweise nicht zuständig.

Als genussvoll schicksalsergeben könnte man meinen Anfangszustand beschreiben. Wenn ich nämlich ehrlich bin, war mir in den letzten Monaten, nein, Jahren, die ganze Verantwortung und mein perfektionistischer, unerbittlicher Anspruch an mich selbst längst über den Kopf gewachsen. Seit über acht Jahren erzog ich meine Tochter alleine und war damit für alle Entscheidungen und die Finanzierung unserer „Kleinfamilie" verantwortlich. Der ganze Luxus, den ich uns erarbeitet hatte, wollte erhalten, die Aufträge als Freiberufler wollten erkämpft und die Prüfungen im Studium geschafft werden. Zu diesem Zeitpunkt sah ich nichts mehr locker, büffelte die Nächte durch, ging tagsüber an die Uni und arbeitete zwischendurch.

Als ich meiner Tochter sagte, „Weißt du, Schatz, wenn das Studium erst mal rum ist, wird alles wieder besser und ruhiger", schaute sie mich lange an und antwortete nur „Weißt du, Mama, wenn dieses Studium rum ist – dann fällt dir garantiert wieder was Neues ein!". Helena kannte mich besser als ich mich selbst und sah mich ins offene Messer laufen – da war sie neun Jahre alt! Ich wurde gewissermaßen „zwangsentschleunigt". Gelassenheit und Muße musste ich mir erst Schritt für Schritt wieder erarbeiten.

Heute weiß ich, dass eine Operation alleine mich noch lange nicht zur Umkehr und zur Begegnung mit meinem Innersten gezwungen hätte. Sie wäre nur ein kurzes Ausweichen gewesen. Nach acht Tagen wäre ich draußen, zwei Wochen später wieder auf Touren gewesen. Nur der lange Weg der gesamten Krebstherapie hat mich komplett entschleunigt und mich auf mein wahres Ich reduziert. Ganz langsam, wie wenn ein Wasserspiegel langsam absinkt. Bis auf den Grund. Jetzt, ganz am Anfang, fegte erst einmal ein kurzer Sturm über die Wasseroberfläche, der mir noch beherrschbar erschien. Ich hatte das Ruder einigermaßen in der Hand.

Inzwischen hatte ich alle meine medizinischen Fachbücher auf dem Nachttisch. Wissen ist vor allem in diesem Falle Macht – und Sicherheit. In diesem Punkt hatte ich sicherlich großes Glück, da es mir durch meinen Beruf sehr leicht fiel, eine Masse an schwerverdaulichen Informationen zu sortieren, zu bewerten und zu verarbeiten. Das ist ein Privileg, das weiß ich, und vielen wird vielleicht ganz schwindlig vor lauter neuen Informationen, Fremdwörtern und beunruhigenden Nachrichten. Und dazu komme Angst, Unsicherheiten und panische Denkblockaden.

Wer sich in der Klinik vom Fachlatein verunsichert fühlt, sollte sich aber trauen, so lange nachzufragen, bis er wirklich alles verstanden hat. Es hilft auch, sich einen fähigen „Patientenanwalt" unter Freunden und Angehörigen zu suchen, der recherchiert, hartnäckig nachfragt und dann mit einem selbst und dem Rat der Ärzte über Behandlungswege und andere wichtige Dinge entscheidet.

Ich selbst brauchte ein paar Monate, um fremde Hilfe annehmen zu können und merkte erst dann, wie schwer ich es mir bisher mit meiner Einzelkämpfer-Mentalität gemacht hatte. Meinen ungebrochenen, manchmal übereifrigen Wissensdurst bereue ich allerdings mit keiner Faser. Als der Narkosearzt zum Aufklärungsgespräch kam, hatte ich sicher auch deshalb so wenig Angst, weil ich alle Vorgänge und Risiken gut verstehen konnte.

Wissen gibt uns die Macht, aktiv zu bleiben, selbst Entscheidungen zu treffen, und – soweit es geht – selbst auf uns aufzupassen. Und das ist in einem Krankenhaus nötig. Ich möchte keine zusätzlichen Ängste schüren, aber schockierende Zahlen des Robert-Koch-Instituts (2006) belegen, dass rund 38.000 Patienten jährlich in Kliniken durch ganz banale Behandlungsfehler sterben. Das sind mehr Todesfälle in einem Jahr als durch Brust- und Prostatakrebs zusammen!

Viele dieser Behandlungsfehler könnten von Patientenseite vermieden werden, einfach indem Betroffene ihren gesunden Menschenverstand einsetzen und ihn nicht an der Patientenaufnahme abgeben. Oft haben kleine Fehler nämlich fatale Folgen. Da wird wieder mal die Krankengymnastik verschusselt und der Patient bekommt eine Lungenentzündung, weil die Lunge durch Bewegungsmangel schlecht belüftet wird. Da rutscht ein falsches Medikament zum falschen Zeitpunkt in die Portionsschachtel – um nur ein paar Beispiele zu nennen.

Natürlich konnte ich solche Irrtümer auch vor meiner Operation nicht ausschließen. „Was ist, wenn ich nicht mehr aufwache?", fragte ich mich. Es klingt makaber, aber sicherheitshalber habe ich einen langen Abschiedsbrief an meine Tochter geschrieben. Ich wollte sicher gehen, dass sie im Fall der Fälle noch eine Nachricht von mir erhält, damit sie weiß, dass ich sie über alles liebe, dass das Leben so viele Geheimnisse birgt und ich sicher in einer anderen Welt, in einem anderen „Zustand" noch bei ihr bin. Wie toll ich sie als Mensch finde und wie sicher ich mir bin, dass sie einen guten Weg durchs Leben findet. Dass sie stark genug ist, das auch ohne mich zu tun, und dass ich ihr hoffentlich schon genug schenken konnte – und dass ich natürlich noch gerne länger bei ihr geblieben wäre.

Wenn man sich entschließt, das Schlimmste mit einzukalkulieren, kann es nur noch besser kommen. Und im Notfall ist man darauf vorbereitet. In der Wirtschaft, bei betriebswirtschaftlichen Planungen, malt man sich hemmungslos den „worst case" aus, den schlimmsten Fall, und keine Bank gewährt einen geschäftlichen Kredit, ohne detailliert über den schlimmsten Fall zu spekulieren. Der „best case", der Idealfall, steht der spekulierten Katastrophe genau gegenüber, und die Realität pendelt sich meistens in der goldenen Mitte ein.

Ich habe meinen persönlichen „worst case" im Jahr 2005 erlebt und ohne operative Hilfe würde ich heute wohl nicht mehr leben. Dann wäre der Darm einfach geplatzt. Ich habe überlebt und das ist sicher zu einem großen Teil der fachlichen Kompetenz der Ärzte anzurechnen. Doch es hätte so viel leichter sein können.

Warum sind viele Ärzte so unpersönlich, ausgebrannt und gefühlsblind? Sicherlich sind alle irgendwann aus hehren Gründen in diesen Beruf gestartet. Der Ausbildungsweg ist lang und lernintensiv. Das Gehaltsniveau heutzutage im Verhältnis zur Arbeitsintensität nicht mehr wirklich prickelnd. „Ich werde Arzt!", ist also sicher keine leichtfertige Entscheidung. Aber was das mechanistische Studium an Verhärtung nicht schafft, schleift spätestens unser verkorkstes Kliniksystem ab, wohl die letzte antiquierte Bastion preußischen Kadavergehorsams. Ausgerechnet an einem Ort, wo Menschen neben Wissen und Gewissen eigentlich menschliche Zuwendung so nötig haben wie nirgends sonst.

Dazu kommt: Heute, im Zeitalter der Fallpauschale und Gesundheitsreform, besteht der Klinikalltag zu 60 Prozent aus Bürokratie und einer papierwütigen Verwaltungsschlacht. Dann gilt es erst einmal, die Chefs auf allen Ebenen zu befriedigen. Wenn dann noch etwas übrig bleibt, kommt irgendwann am Ende der Patient. Viele junge Assistenzärzte, vor allem an den Unikliniken, arbeiten bis zum Umfallen und werden doch keinem gerecht. Das System verhindert es. Nur die menschlich widerstandsfähigsten Persönlichkeiten unter den Ärzten können sich in einem seelenlosen, kalten Moloch wie einer Uniklinik positiv herausbilden und trotz aller Intrigen um knappe Forschungsplätze und strenger Hierarchie wachsen und wärmende Strahlkraft entwickeln. Manchmal bezahlen sie dieses herzliche „gegen den Strom schwimmen" mit Karriereknicken. Wenn man solchen Ärzten begegnet, ist das ein ganz besonderer Gewinn, ein Gewinn an Hoffnung, Vertrauen und Sicherheit.

## Tipps und Anregungen für Betroffene

### Schock und Krise der Diagnose verkraften und umdeuten

**Geduld** – Zuerst einmal ist der Schock groß, aber Sie können sicher sein, bald kehrt Ruhe ein. Die Situation ist fremd, das erschreckt jeden. Von einer Sekunde auf die andere ändert sich fast alles. Das kann auch ungeahnte Möglichkeiten bergen. Vielleicht haben Sie sich vorher nie getraut, aktiv etwas zu ändern. Jetzt werden Sie gezwungen.

**Sekundärer Krankheitsgewinn** – Hat Ihre Erkrankung auch „Vorteile"? Überlegen Sie genau, wozu Sie die Krankheit vielleicht gebraucht haben. Befreit sie Sie aus einer Lebenssituation, in der Sie nicht richtig glücklich waren? Jetzt ist die Chance, in Ruhe einige Dinge zu überlegen und langsam zu verändern.

**Pause** – Betrachten Sie Ihre Krankheit als „Auszeit" und kümmern Sie sich ganz um sich selbst. Vielleicht müssen Sie das erst lernen. Haben Sie sich vorher ausreichend Pausen gegönnt? Sehr wahrscheinlich nicht. Nun haben Sie zwar unfreiwillig, aber wohltuend, jede Menge Zeit, dies zu lernen.

**Standpunkt** – Wechseln Sie die Sichtweise. Anstatt zu denken „Jetzt ist alles aus", denken Sie doch „Was will mir diese Krankheit sagen?" Begreifen Sie die Krankheit als Herausforderung und nicht als Strafe. Wenn Sie offen bleiben, werden Sie darin wachsen und ganz neue Denkweisen lernen können.

**Positiv-Liste** – Schreiben Sie auf, was Ihnen jetzt gerade alles schwierig und schlimm erscheint, aber stellen Sie dem eine Positiv-Liste gegenüber. Nehmen Sie vor allem die kleinen Freuden in Ihre Positiv-Liste auf: Endlich genügend Zeit, Bücher zu lesen, Mittagsschlaf zu machen, in der Sonne zu sitzen, Cappuccino zu trinken.

**Ruhe und Abstand** – Sorgen Sie für genügend Zeit, die Sie alleine verbringen können. Nur so kommen Sie zur Ruhe. Zu Recht hilflose, aufgeregte Angehörige und Freunde können Ihnen später noch oft helfen. Jetzt sind erst einmal Sie selbst an der Reihe.

**Vertrauen Sie Ihrem Gefühl** – Ihnen ist ein Arzt unsympathisch? Dann ist er auch nicht der Richtige für Sie. Auch in einer Klinik sind Sie nicht von einem Arzt abhängig, es gibt immer andere, die Ihnen mehr liegen. Werden Sie aufmerksam dafür, was oder wer Ihnen guttut.

**Zweite Meinung** – Meistens ist genügend Zeit, sich eine zweite und sogar dritte Meinung von anderen Ärzten einzuholen. Lassen Sie sich von der Angst, die schnell verbreitet wird, nicht mitreißen.

**Keine Panik** – Dass Sie Angst haben, ist ganz normal. Es geht schließlich um Ihr Leben! Aber Krebs ist nicht die heimtückische, böse Krankheit, die immer zwingend Siechtum und Tod bedeutet. Krebs kann auch eine sehr faire Chance bieten, mehr aus seinem Leben zu machen. Außerdem ist Krebs eine gnädige Krankheit, sie lässt uns meistens genügend Zeit, uns auf sie einzustellen und damit fertig zu werden.

# 3. Albtraum Chirurgie –
## Chirurgen bitte nur unter Narkose

Vor jeder Operation nimmt das Aufklärungsgespräch eine beson-
dere Rolle ein. Aber Untersuchungen ergeben, dass viele Patienten gar nicht richtig mitbekommen, was ihnen der Arzt erklärt.
Nur wenige stellen Fragen, die sie wirklich bewegen. Man ist nervös, hat Schwierigkeiten sich zu konzentrieren. Fachchinesisch
macht es nicht gerade leichter, Erklärungen zu folgen, und so genau will man es vielleicht auch gar nicht wissen. Noch Fragen? –
Nein, natürlich nicht, wie war das? Doch da ist der Arzt auch
schon wieder weg.

Die Qualität des Gespräches hängt sicher von beiden Seiten ab.
Wie gut bringt der Arzt die Informationen rüber, wirkt er vertrauenswürdig, ehrlich? Hat er Zeit oder wirkt er gehetzt? Ermutigt er
zu Fragen? Wenn wir ehrlich sind: Kein Arzt hat in unserem Gesundheitssystem wirklich Zeit für Aufklärungsgespräche – sie werden schließlich nicht honoriert. Für den Arzt gibt es Wichtigeres zu
tun und das ist ja eigentlich auch richtig. Von „Besprechungen"
verschwindet schließlich kein Tumor aus dem Bauch. Aber für
den Patienten sind diese Gespräche trotzdem entscheidend. Sie bestimmen die innere Haltung und Konstitution, mit denen er in die
Operation geht, oder besser „geschoben wird". Lebenserfahrung
und Weisheit lernt leider kein Arzt an der Uni. Mitgefühl und psychologische Gesprächsführung auch nicht. Wieviel Kompetenz er
von dieser Seite in das Gespräch bringen kann, liegt also lediglich
an seiner Persönlichkeit.

Bei mir übernahm die Aufklärung ein junger Assistenzarzt.
Desinteressiert, unbewegt. Das hatte den Effekt, dass ich von
ihm gar nichts wissen wollte. Für mich war dieser Arzt allein
durch seine Ausstrahlung die personifizierte Inkompetenz. Ob
das ungerecht war? Keine Ahnung, das ist aber kurz vor einer

Operation ganz egal. Da kann und muss man nicht objektiv bleiben. Jetzt geht es lediglich um das ureigene Empfinden.

Umso mehr freute ich mich, meinen Vertrauensarzt aus der Notaufnahme im Flur zu treffen. Würde er mich operieren? Die Enttäuschung: „Nein, ich habe morgen frei. Das macht mein Kollege …“ Der sah mit seiner Goldkette und dem geschniegelten Seitenscheitel im langen dunklen Haar zwar nicht unbedingt vertrauenswürdig und zum Anlehnen aus – aber immerhin, er war fast einen Meter neunzig groß, stattlich, und ich schätzte zielsicher: Porschefahrer. Wenn ihm sein Job schon so viel eingebracht hatte, würde er hoffentlich auch sein Handwerk verstehen! Man kann und muss sich manchmal Dinge schönreden.

Ich habe das große Glück, immer und überall gut zu schlafen. Das beruhigte mich auch, als ich mein Zimmer in der Chirurgie bezog. Das Farbarrangement der Einrichtung war olivgrün-beige, überzogen mit Charme und Patina der frühen achtziger Jahre. Ein welliger Blumendruck in einem rahmenlosen Halter an der Wand, eine grüne, kombinierte Klo-Duschkabine aus Vollplastik, wie in einem ETAP-Hotel. Gemütlichkeit hatte ich auch nicht erwartet. Zumindest wertete ich es bis zu diesem Zeitpunkt noch als Vorteil, dass das Zimmer leer war und ich es als Einzelzimmer nutzen konnte. Es war Silvester, die Station notbelegt. Nur echte Notfälle.

An das Thema Krebs dachte ich keine Sekunde. Ein paar Satzfetzen hatten sich eingebrannt: „Sieht gut aus, abgekapselt, noch mal Glück gehabt.“ Ich schlief gut.

Um sieben Uhr morgens weckte mich der Pfleger: „Na dann mal rein in das OP-Hemd, Strümpfe an und fertigmachen. Wir holen Sie dann.“ „Wann“, fragte ich vorsichtig nach. „Wissen wir noch nicht genau, aber wir holen Sie dann einfach“, bekam ich zur Antwort.

Ab diesem Moment fing ich an, mich zu wehren. Meine Intimsphäre zu schützen, meine Würde vorsichtig und behutsam zu pflegen und zusammenzuhalten, manchmal den letzten Rest zusammenzukratzen. Für einen Pfleger, der jeden Tag zig Patienten durchschleust und „abzuliefern" hat, mag es praktisch sein, sie allesamt ab dem frühen Morgen in Hab-Acht-Stellung im Zimmer sitzen zu lassen. Für einen Menschen kurz vor einer Operation ist es zusätzlicher Psychoterror, in einem entwürdigenden Flügelhemdchen, hinten offen, mit einer Netzunterhose und Kompressionsstrümpfen im Bett zu sitzen und auf den Abtransport zu warten. „Wissen wir noch nicht genau." Es ist doch logisch, dass man den Zeitpunkt ungefähr wissen will. Ich beschloss, meinen Kuschel-Jogging-Anzug erst einmal anzulassen. Die zwei Minuten wird er warten müssen, bis ich umgezogen bin. Es war eine gute Entscheidung.

Bis siebzehn Uhr sollten alle anderen Notfälle vor mir das OP-Team in Anspruch nehmen. Hätte ich die Anweisung des Pflegers befolgt, wäre ich so lange im zugigen Klinik-Negligé ans Bett gefesselt gewesen.

Leicht ungehalten über mein rebellisches Verhalten schob er mich am frühen Abend aus dem Zimmer. Draußen war es dunkel, meine Nerven lagen durch das lange Warten blank. Hätte ich mehr von ihm erwarten können, als dass er mich wortlos durch die dunklen Gänge und in den Aufzug schob? Natürlich fuhr dieser in den Keller. „Entsorgung" stand über einem Gang. Die machen mir Spaß.

„So", das war alles, was der Pfleger an Aufmunterung herauspresste. Dann das Umsteigen, vom Bett auf die OP-Bahre. Jetzt ganz nackt, mit einem grünen Tuch zugedeckt. Alle OP-Schwestern und Anästhesisten sind schon grün vermummt. Unter den Hauben sucht man die Augen, die einem noch etwas Mut machen könnten. Es wirbelt nur noch im Kopf. Die Narkoseärztin klingt nett, man spürt, wie die richtige Stelle für die Kanüle gesucht wird, ein Klopfen auf dem Handrücken. Kurzes Stimmengewirr, und dann „So, jetzt werden Sie gleich müde" und schon bei „müde" gleitet man bleischwer und satt ins Nichts.

Geborgenes Aus, schwarzer weicher Samt. Ich habe einige Operationen hinter mir und finde diesen Moment faszinierend. Der Schrecken schläft ein. Alles ist gut. Nicht mehr denken, sich nicht mehr wehren. So wie es kommt, kommt es. Ich habe nie wirklich daran gezweifelt, wieder aufzuwachen. Dazu muss ich aber ehrlich sagen, dass ich auch bis zum Schluss fest daran geglaubt habe, einen gutartigen Tumor zu haben.

Nur mit dem Aufwachen sollte ich Recht behalten.

Es ist wie das Auftauchen aus einer großen Tiefe, wenn der Tauchgang ein wenig zu lang war. Benommen sucht man langsam Orientierung im Raum. Nimmt zuerst Geräusche wahr, die wie durch eine dicke Wintermütze gedämpft ins Gehirn sickern, versucht vorsichtig zu schlucken, weil es nach der Beatmung so weh tut, seine Arme und Beine zu sortieren. Es dauert ein wenig, bis man sich traut, die Augen aufzumachen und noch ein wenig, bis jemand bemerkt, dass man es tut. Ein fremdes Gesicht beugt sich über das Bett, das mit einem Geländer gesichert ist. Ganz nah und verschwommen schwebt es über einem. Man wird sich auch dieses Gesicht nicht merken. Aber im Idealfall hat es einen freundlichen Ausdruck und sagt einem: „Alles wird gut." Man ist wieder da. Schemenhaft rauscht die Aufwachstation an einem vorbei und plötzlich ist man wieder in seinem Zimmer.

Bei mir reichte es gerade pünktlich zum Silvesterfeuerwerk. Ich habe einen Logenplatz mit Panoramafenster, einem 30-Zentimeter-Schnitt längs auf dem Bauch, einem nachlassenden Schmerzmittel und einer leisen Hoffnung, die mit jeder glitzernden Kristallrakete aufsteigt und Lichtschlieren in den Nachthimmel sprenkelt. Geschafft. Jetzt geht's aufwärts. Der Anruf zuhause. Kurz nach zwölf. Alles ist gut! An diese Nacht denke ich manchmal, beim Duschen, wenn ich meine Narbe sehe. Sie stört mich nicht, nur mein Hausarzt schimpft jedesmal, wie man einen Bauch so hässlich zusammenschustern könne.

Heute lebe und esse ich relativ normal. Alles in allem haben die Ärzte das also prima hingekriegt.

Aber der Albtraum fing erst an. Es waren nicht die Schmerzen, es war nicht die Angst, es waren die Menschen, die diese Station bevölkerten. Noch schlimmer: Es waren die Menschen, die hier arbeiteten.

Der Stationsarzt, der nach den Feiertagen seine Station wieder zurückeroberte, zementierte in mir durch seine ruppige und kaltschnäuzige Art das alte Vorurteil, dass man der Gattung der Chirurgen am besten nur mit Narkose begegnet. Als die erste Visite ins Zimmer schneite, stand ich gerade im Bad. Ich hörte zahlreiches Füßegetrappel vor dem grobmaschigen Vorhang. Sicherlich würde gleich jemand nach mir rufen, warum ich nicht in meinem Bett liege. Ich, der Patient, das Wichtigste in diesem Zimmer. Also zog ich mich an, so schnell das eben frisch operiert geht. Und dann nichts wie raus, die warten bestimmt schon alle auf mich. Was dann kam, ist schreiend komisch, aber eigentlich tragisch: Keiner bemerkte mich. Ein geschlossener Kreis aus Chefarzt, Oberarzt, Assistenzarzt und zahllosen Studenten umringte mein leeres Bett. Keinen schien es auch nur im Geringsten zu stören, dass niemand darin lag! Der Chefarzt rezitierte aus der Akte, das reichte ihm völlig. Andächtiges, konzentriertes Schweigen. Einige Zwischenfragen an ein paar Studenten. Ich stand hinter ihnen, da alle größer waren als ich, hatten sie mich nicht bemerkt. Hallo? Ich war doch der Patient, ohne mich ging es doch gar nicht? Also tippte ich irgendwann einem der Studenten von hinten auf die Schulter, „Äh, Entschuldigung, dürfte ich mal? Ich glaube, ich gehöre da dazu. Sie brauchen mich doch!" Der junge Mann ließ mich etwas unwillig durch, zu meinem Bett. Unverzüglich rückte ich mich zu meiner ersten Visite zurecht. Doch da schwebten die Gestalten schon in einer geregelten Abordnung aus dem Zimmer. Von der Tür aus rief mir der Stationsarzt noch zu: „Ihnen geht es doch gut, oder?", und bevor ich eine Antwort geben konnte, waren alle aus dem Zimmer und die Tür fiel zu.

Das war erst der Anfang. Ignoranz und Desinteresse sollten dabei noch die mildeste Form der unpersönlichen Behandlung sein. Seelische und sogar körperliche Grausamkeiten machten mir mehr zu schaffen. Und ich möchte mir nicht ausmalen, was anderen Patienten passiert, die noch hilfloser sind als ich.

Als mir kurz nach der Operation beim Aufstehen der Kreislauf wegsackte, hatte ich alleine in meinem Zimmer panische Angst. Jetzt empfand ich das Feiertags-Einzelzimmer nicht mehr als Vorteil. Also bat ich die Krankenschwester, doch ab und zu nach mir zu schauen. Irgendwann ging die Zimmertür auf. Eine Schwesternschülerin warf einen kurzen Blick in mein Zimmer und rief lautstark über den Gang nach vorne zum Schwesternzimmer: „Ja, sie lebt noch!" Die Tür ging wieder zu. Drastischer kann man sein Desinteresse wohl kaum ausdrücken.

Inzwischen hatte ich aber ein ganz anderes Problem. Mein halbierter Darm regte sich zwar noch nicht, aber ich musste trotzdem auf die Toilette. Weil mir immer noch so schwindlig war, konnte ich nicht aufstehen. Für das Pflegepersonal klingt es vielleicht seltsam, aber die Verwandlung von einem selbständigen Menschen in einen hilflosen Patienten klappt nicht immer reibungslos. Mir war es schlichtweg peinlich, nach einem „Topf" zu verlangen. Aber als es gar nicht anders ging, klingelte ich eben. Wortlos kam die Schwester auf meine Bitte mit zwei Bettschüsseln.

Sie schob einen Tisch neben mein Bett (den Esstisch), stellte die Schüsseln darauf und verabschiedete sich beim Hinausgehen mit den Worten: „Dann hebt's a Weile!" Na, danke. Klar hätte ich jetzt klingeln können und darum bitten, dass mir jemand den Topf unter meinen Allerwertesten schiebt. Sicher. Doch nach meinen ersten Erfahrungen hatte ich schon keine Lust mehr, um Hilfe zu bitten, wenn es nicht unerlässlich war. Also überlegte ich mir, wie ich die Schüssel am besten und schonendsten an die richtige Stelle bugsiere. Mit durchtrennten Bauchmuskeln und einem 30-Zentimeter-Schnitt auf der Bauchdecke gerät das zu einer echten Herausforderung. Ich habe es geschafft.

Die größte und ekligste Überraschung entdeckte aber erst meine Mutter, die kurze Zeit später in mein Zimmer kam. Der zweite (Reserve-)Topf war nämlich völlig mit (fremden) Fäkalien verschmiert. Kommentar der Schwester: „Oh, das kann eigentlich nicht sein!"

Ich wäre oft froh gewesen, ich hätte mich etwas vertrauensvoller in die Obhut der Klinik fallen lassen können. Aber schon meine erste Station warnte mich ausdrücklich davor. Vor allem ein Pfleger tat sein Möglichstes, damit keine falschen Hoffnungen aufkamen. Jedesmal, wenn er ins Zimmer kam, schob er meinen Nachttisch so weit weg, dass ich später nicht mehr hinkam. Also musste ich jedes Mal aufs Neue darum bitten, ihn wieder näher heranzuschieben, oder aber den Akut-Test wagen, wie schmerzhaft es noch ist, meine durchtrennten Bauchmuskeln zu beanspruchen. Auf meine Frage: Wann darf ich denn wieder etwas essen, kam die knappe Antwort: „Wer kacken kann, kann auch essen!" Fertig. Wo war ich hier gelandet?

Einen weiteren Hammer lieferte dieser Pfleger, als er meiner neuen Zimmernachbarin vor der Operation den Schambereich rasieren wollte. Die verschüchterte alte Dame schien sich der Aufforderung erst widersetzen zu wollen, machte sich dann aber gefügig frei. Im Verlauf des Gesprächs stellte sich beiläufig heraus: Sie hatte eine Schilddrüsenoperation – am Hals! Der Pfleger hatte sich in der Akte vergriffen.

Langsam kristallisierte sich heraus, dass mein Tumor wohl doch nicht so harmlos war wie angenommen. Der zögerliche Informationstransport war die größte Folter. Da ich schon zu diesem Zeitpunkt sehr skeptisch geworden war, fragte ich immer im Stationszimmer nach, ob der histologische Befund schon da wäre. „Keine Ahnung, der Arzt meldet sich dann schon bei Ihnen", bekam ich zur Antwort.

Auch meine Operationswunde hat man erst nach sechs Tagen begutachtet, und das auch nur auf meine klare Nachfrage. Üblich wäre eine Kontrolle innerhalb der ersten drei Tage gewesen, um Infektionen rechtzeitig zu bemerken. Mein unverschämtes Drängen nach sechs Tagen wurde dann auch sofort bestraft. Mit einem groben Ruck riss der Stationsarzt das Pflaster vom Bauch. Notdürftig von zahllosen Klammern zusammengehalten sah er aus wie ein Stück bleicher Presssack. Die Füllung mochte ich mir lieber nicht vorstellen. „Alles in Ordnung, da brauchen wir ja kein Pflaster mehr", strafte mich der Arzt mit einem giftigen Unterton. Ich war entsetzt. Erstens wurde ich fast ohnmächtig beim Anblick der langen Narbe, außerdem verhakten sich die T-Shirt-Maschen in den spitzen Klammern, ein ekliges Gefühl, ganz abgesehen von dem Infektionsrisiko.

„Nein, nein, ich sage, da braucht es kein Pflaster, soll doch Luft ran, damit es sich nicht entzündet. Das wollten Sie doch so, oder?" Damit verschwand er mit wehendem Arztkittel. Natürlich habe ich mir ein Pflaster bei der Schwester erbettelt, das war zwar zwei Zentimeter zu kurz, aber wenn man es oben etwas offen ließ, funktionierte es halbwegs.

Eine Ernährungsberatung erhielt ich nie, obwohl ich darum gebeten hatte. „Sie essen das, was wir Ihnen hinstellen: Das ist das Richtige." Basta. Mir fehlte ja nur der halbe Dickdarm, wozu Beratung? Wozu Aufklärung? Den Rosenkohl und andere schwere Kost, die mir ab dem dritten Tag nach der Operation vorgesetzt wurden, aß ich sicherheitshalber nicht. Eine gute Freundin, zum Glück Intensivkrankenschwester, hat mich beraten und mir auch während eines Besuchs die Infusionsnadel aus der total entzündeten Vene gezogen. Dem Pflegepersonal hatte ich die Schmerzen schon ein paar Mal gemeldet und regelrecht darum gebettelt, dass die Nadel gezogen wird. „Nein, nein, die lassen wir noch mal liegen, wer weiß, ob man sie noch mal braucht."

Nach und nach warfen mir die Ärzte bei den täglichen Visiten ein paar spärliche, aber beunruhigende Informationshäppchen zu: „Wie, abgekapselt?", „Wie kommen Sie denn darauf?" „Klar war der invasiv." Nachfragen von meiner Seite wurden nicht beantwortet – ich solle den ersten histologischen Befund abwarten. Vor meinem Bett aber diskutierten die Ärzte darüber, ob es sich nun um ein Sarkom oder ein Lymphom handle. „Nein, nein, es steht ja noch gar nichts fest, deshalb müssen wir nicht darüber reden." Offenbar sollte ich nur braver Zuhörer sein. Ab diesem Zeitpunkt begann langsam die Angst in mir hochzukriechen.

Tagelang fragte ich nach dem vorläufigen Ergebnis. Irgendwann knallte mir der Stationsarzt es um die Ohren. „Ach ja, wie ich schon gesagt habe: Invasiv, also schon im umliegenden Gewebe. Sehr wahrscheinlich ein Lymphom. Das ist bösartig. Wir besprechen das in unserer Konferenz und überlegen mal, was wir mit Ihnen machen. Wir rufen Sie dann an. Ansonsten können Sie jetzt heimgehen."

Damit war er fertig! Ich auch. Ich war ganz allein im Zimmer. Später habe ich um ein persönliches Gespräch gebeten und moniert, dass man einem Menschen doch nicht so eröffnen könne, dass er Krebs habe. „Wie sonst?", war die Antwort. Ich glaube, er konnte mich wirklich nicht verstehen. Und ich konnte nur hoffen, ihm nie wieder zu begegnen.

Schnell packte ich meine Sachen und rief meine Mutter an. Allein das Wort Krebs lähmte vorerst alle. Irgendwie war niemand zu einer richtigen Reaktion fähig. Es war ein atemloser, lautloser, stiller Schock.

Und ich sollte warten, bis mich irgendjemand, irgendwann anruft? In den acht Tagen auf dieser Station hatte man sogar zwei Mal mein Abendessen glatt vergessen, wer sollte mir garantieren, dass jemand an meinen Befund dachte, vor allem, wenn ich gar nicht mehr da war?

Um mich nicht so hilflos zu fühlen, marschierte ich los. Ich musste unbedingt rüber in die andere Klinik, in die Onkologische Ambulanz, die Hämatologie. Später, „irgendwann", sollte ich sowieso dort hin. So lange wollte ich nicht warten. Ich musste jetzt wissen, wie es weitergeht!

Die zwei Kliniken sind durch Katakomben im Tiefparterre verbunden. Kleine Schilder zeigen den Weg, unsicher tastete ich mich durch die fremden Gänge. Noch hatte ich keine Ahnung, dass diese Wege bald meine „Flaniermeile" werden sollten. Irgendwo zwischen den beiden Klinikwelten gabelte mich eine Physiotherapeutin auf. Meine „Provinz"-Prominenz aus dem 3. Fernsehprogramm kam mir zugute. Zuerst freute ich mich zwar gar nicht, als sie mir die typische Frage stellte „Kenne ich Sie nicht irgendwoher?" Mir war nicht nach Smalltalk, mir war inzwischen echt zum Heulen. Fernsehen, diese problemlose, saubere Scheinwelt, schien Lichtjahre entfernt. Doch mein Fan packte mich resolut am Arm. „In die Hämatologie wollen Sie? Da haben Sie aber Glück, dass ich die leitende Schwester dort gut kenne." So wurde ich kurzerhand im Schwesternzimmer der Hämatologischen Ambulanz abgeliefert.

Schwester Elke war ein echter Schatz und das sollte sie die kommenden Monate auch bleiben. Selbst wenn es in der Ambulanz brummte wie in einem Bienenstock, Schwester Elke blieb immer freundlich und verstand die kleinen und großen Sorgen ihrer Patienten. Einer der wenigen Orte, an denen ich gerne und freiwillig „Patientin" war und dabei nicht gleich entmündigt wurde.

Obwohl ich rein bürokratisch damals noch gar nicht ihre Patientin war, hörte Schwester Elke mir ruhig zu. Und selbst als sie mir eröffnete, dass man da momentan noch gar nichts machen könnte, war ich vorerst beruhigt. Wenigstens wusste ich jetzt, wo ich später landen würde – und das schien nicht der schlechteste Platz zu sein.


Die Liste der wissenschaftlich bekannten Non-Hodgkin-Lymphome ist schier endlos. Von langsam wachsend bis hoch-maligne, also hochaggressiv, sind die Formen vielfältig.

Intuitiv blieb ich seltsamerweise in der Liste am Burkitt-Lymphom hängen. In Afrika verbreitet es sich in Zusammenhang mit dem Malariaerreger und befällt oft Kinder, meistens mit einem Kiefertumor. In Europa ist das Burkitt-Lymphom meistens durch das Eppstein-Barr-Virus mit verursacht, das normalerweise das relativ harmlose Pfeiffersche Drüsenfieber auslöst. Irgendwie war ich mir insgeheim sicher: Das muss es sein! Meine Krankheit hatte einen Namen. Vorläufig nur für mich.

Äußerlich war ich völlig ruhig, aber ich nahm alles wie durch einen dicken Wattebausch wahr. Es fühlte sich ganz unwirklich an. Vorher war ich mir so sicher gewesen, dass es gar nichts Bösartiges sein konnte. Und jetzt? Plötzlich war die Bedrohung massiv. Die kopflose Panik blieb trotzdem aus. Außer dem Wattegefühl und dem Rauschen in den Ohren blieb nichts übrig.

Als nächstes dachte ich: Helena! Wie sage ich es Helena? Was muss sie wissen, was darf sie wissen, mit ihren zehn Jahren? Was kann sie verstehen? Was ertragen? Was sage ich ihr, wenn sie mich fragt, ob ich daran sterben kann? Ja, ich würde daran sterben können. Seltsam, mich selbst überraschte der Gedanke nicht. Die Ruhe wurde eher größer.

Zielsicher kramte ich in meinem Nachttisch nach meinem Adressbuch, der Nummer von Hartmut Horn. Unser Kinderarzt, gleichzeitig Psychotherapeut und Anthroposoph, würde mir helfen können. Seine Sprechstundenhilfe verband mich weiter: „Ich habe Krebs", es war das erste Mal, dass ich es aussprach. Noch heute finde ich dieses erste Mal ganz schrecklich. Dieser Satz ist mit so vielen negativen Assoziationen verbunden, mit denen uns die Medien reichlich überschütten. Leid, grenzenloses Siechtum, Ausweglosigkeit.

„Ich habe Krebs. Wie sage ich es meinem Kind?" Ich verabredete mich für den nächsten Tag mit ihm. Doch Helena war schneller. Sie fragte mich gleich, als sie mich abholte: „Kannst du daran sterben?", und ich antwortete ihr ganz einfach das, was mir einfiel und richtig und ehrlich erschien. „Ja."

Ein faszinierendes und heilendes Phänomen ist die Selbstverständlichkeit von Kindern, mit dem Thema Tod und Sterben umzugehen. Je jünger sie sind, desto weniger nehmen sie Anstoß daran, desto weniger schreckt sie der Tod. Hartmut Horn sagt immer: „Kinder haben ein göttliches Wissen, wenn sie auf diese Erde kommen, aber ab vier Jahren vergessen sie es wieder, weil wir ihnen so viel andere Dinge beibringen." Ich ließ das damals so stehen, irgendwie klang es mir ein bisschen zu spirituell. Inzwischen weiß ich es besser. Heute noch bekomme ich eine wohlige Gänsehaut, wenn ich an eine Fahrt mit Helena durch eine strahlende Vollmondnacht denke. Sie war ungefähr zwei Jahre alt und konnte gerade einigermaßen ganze Sätze sprechen. Wir tuckerten in unserem 2CV über die Landstraße und Helena war ganz gefangen von dem riesigen Mond, der groß und goldgelb über uns strahlte. Unvermittelt, ohne den Blick vom Mond zu nehmen, sagte sie: „Weißt du Mama, wenn wir sterben, fliegen wir zum Mond und kommen später auf die Erde zurück. Und wenn wir Glück haben, bist du wieder meine Mama." Bis dahin hatten wir über das Thema Tod noch nie gesprochen.

Dieser Satz ist bis heute ein Geschenk für mich. So viele rationale und komplizierte Gedanken zum Thema Sterben hat sie in diesem Augenblick vereinfacht. Dieser Satz kam so klar und sicher, dass ich bis heute annehmen kann: „Na, so wird es sein." Vielleicht hatte ich auch deshalb das sichere Gefühl: Ich kann es ihr so sagen: „Ja, ich kann daran sterben."

Dieses „Ja" war schlimm für sie, aber man hat sie nie im Unklaren gelassen, sie musste keine diffusen Ängste aushalten. Oder sich ausgeschlossen fühlen. Kinder merken immer, wenn man ihnen etwas verheimlicht. Sie sind hochempfindlich, wenn es um Gefühle geht. Ängste und Wahrheiten im Ausmaß von Krankheit und Tod kann man ihnen gar nicht verheimlichen. Mein „Ja" kam klar und sicher, und wir haben auch zusammen darüber geweint. Natürlich macht dieses „Ja" Angst. Aber die Angst hat ein Gesicht. Und immer wenn man einer Angst ins Gesicht schaut, löst sie sich auf.

Allerdings braucht das ehrliche „Ja" einen Zusatz. Das hat mir unser Kinderarzt am nächsten Tag erklärt. „Ja, ich kann daran sterben, aber wir werden alles tun, was in unserer Macht steht, ich selbst, die Ärzte und alle aus der Familie, dass es nicht so weit kommen muss."

Ein ehrliches „Ja" zum möglichen Sterben und eine ehrliche Hoffnung, das ist die Mischung, die es nicht nur den Kindern erträglich macht, sondern auch uns selbst.

## Tipps und Anregungen für Betroffene

### Klinik für Anfänger:
### Würde, Selbstvertrauen, Überlebensinstinkt

**Merkzettel** – Machen Sie sich vor allen Arztgesprächen, vor allem aber vor wichtigen Aufklärungsgesprächen, eine Liste mit allen Fragen, die Sie haben. Unsere Nervosität führt zielsicher in einen Blackout, das ist normal.

**Nachfragen** – Trauen Sie sich, solange nachzufragen, bis Ihnen wirklich alles klar ist. Bitten Sie den Arzt im Notfall, sich klar auszudrücken und nicht in Mediziner-Fachchinesisch.

**Unterstützung** – Vier Ohren hören besser als zwei! Bitten Sie einen Angehörigen mit zum Gespräch. In der Aufregung kann man sich manchmal schlecht alle Details merken. Außerdem haben Sie dann gleich jemanden, mit dem Sie über alles sprechen können. Das löst die Angst und Sie müssen nicht noch mal alles wiederholen. Vor allem nach der Operation, wenn Sie selbst schwach sind, sollte jemand für Sie sorgen und Ihre Rechte einfordern können.

**Würde** – Fangen Sie schon jetzt an, Ihre Würde zu sichern. Wenn Ihnen niemand sagen kann, wann Sie genau operiert werden, dann nehmen Sie sich das Recht heraus, ihre Operationsausstattung erst dann anzuziehen, wenn man Sie abholt.

**Service** – Trauen Sie sich ruhig, nach den Pflegekräften zu klingeln. Der Wandel vom selbständigen Menschen zum bedürftigen Patienten fällt manchmal schwer. Aber die Pflegemannschaft ist dazu da, um Ihnen zu helfen.

**Mitdenken** – Bleiben Sie aufmerksam! Sie können nicht immer davon ausgehen, dass Ärzte und Pflegekräfte genau wissen, was sie tun. Viele Menschen halten Ärzte und Pflegekräfte für allwissend und geben damit die Verantwortung für sich selbst vollständig ab. Passen Sie selbst ein wenig auf sich auf.

**Schock** – Ja, die Krebsdiagnose schockiert jeden! Reden Sie darüber, auch wenn es schwer fällt! Vor allem Angehörige wissen oft nicht, wie sie mit dem Thema und Ihnen jetzt umgehen sollen. Schweigen ist das Schlimmste, was jetzt passieren kann und steigert die Angst ins Unermessliche.

**Panik** – Ja, an Krebs kann man sterben. Man muss es aber nicht. Beißen Sie sich nicht sofort an Statistiken fest. Plötzlich wird man mit Worten wie Überlebensrate und Überlebenszeit konfrontiert. Sie leben jetzt! Und Sie haben viel Zeit, sich mit sich und Ihrem Krebs auseinanderzusetzen und sich auf den Weg der Heilung zu begeben.

**Kinder** – Kindern kann man Gefühle nicht verheimlichen. So schwer es fällt, beantworten Sie Fragen ehrlich und altersgerecht. Natürlich dürfen Sie keine Horrorszenarien ausmalen und alle Behandlungen im Detail schildern, aber Kinder dürfen wissen: Es ist Ernst. Es geht ums Leben. Aber es gibt auch Hoffnung. Reden Sie über Ängste. Weinen Sie gemeinsam, hoffen Sie gemeinsam. Wenn Sie sich unsicher fühlen, sollten Sie sich Hilfe bei einem Jugendpsychotherapeuten holen.

# 4. Qi Gong –
## Handwerkszeug zum (Über)Leben

Und jetzt? Ich war wieder draußen und wartete auf den Befund. Wie geht es weiter? Geht es überhaupt weiter? Bis dahin prasselten viele praktische Probleme auf mich ein. Was ist mit meinen Aufträgen? Was, wer wird uns ernähren? Ich war selbständig und studierte gerade Vollzeit nebenbei. Die Ersparnisse waren für das Studium schon schwer strapaziert worden, alle Versicherungen auf das Limit gekürzt, die Lebensversicherung ausbezahlt. Ich studierte Sport, fühlte mich am Gipfel meiner Vitalität, alles Weitere hatte ich auf später verschoben. Für Vorsorge war es jetzt eindeutig zu spät. Und doch musste ich jetzt vor allem eines absichern: unser Pferd Mitra.

Damals wollte und musste ich vor allem für meine Tochter Helena die Finanzierung von Mitra sichern. Unser Pferd, das viele vielleicht als Luxus betrachten, ist ein Familienmitglied. Nicht auszudenken, wenn wir sie hätten verkaufen müssen – nur weil ich plötzlich krank war und wir nicht mehr genügend Geld hatten. Mit Helenas Vater war in diesem Moment leider nicht zu rechnen. Ein sehr lieber Freund hat stattdessen die Verantwortung übernommen und mir das Geld für Mitra ganz unbürokratisch geliehen. Das hat mich innerlich aufgerichtet und mir gezeigt, dass es doch Menschen gibt, auf die ich mich verlassen kann. Zum Glück haben mir immer wieder auch andere Menschen weitergeholfen und ich merkte endlich: „Ich bin nicht allein!" Vorher, strotzend gesund und erfolgreich, habe ich das oft übersehen.

Unsere Stute Mitra trug im wahrsten Sinn des Wortes einen großen Anteil daran, wie meine Tochter die ganze schwierige Situation verkraftet hat. Während meiner Klinikaufenthalte war sie jeden Tag im Stall, hatte ihre festen Rituale und eine sinnvolle Aufgabe und war aufgehoben in dieser Gemeinschaft. Sie konnte sich an Mitras starken Hals anschmiegen, in ihr weiches Fell weinen und sich von ihren schnobernden Nüstern trösten lassen. Das waren in diesem Krisenfall die Idealvoraussetzungen. Sicher hat sie mich die lange Zeit vermisst, aber durch Mitra hat sie es bei weitem nicht so ungepuffert gespürt und konnte dieses Trauma ganz anders verarbeiten. Davon bin ich überzeugt und arbeite heute nicht ohne Grund als Reittherapeutin.

Mitra hat nicht nur Helena sicher durch alle Krisen getragen, sondern auch mich – immer wieder in die Hoffnung und zurück ins Leben. Sobald ich keine Nadeln in meinem Körper hatte und das sichere Gefühl, ich könnte die Bakterienbelastung im Stall aushalten, floh ich aus der Klinik und setzte mich aufs Pferd. Selbst wenn ich es nur fünf Minuten ausgehalten habe. Ich war wieder obenauf, am Leben, ich konnte es deutlich spüren.

Schnell war mir damals klar, dass diese Krafttankstelle allein jetzt für mich nicht reichen würde, beziehungsweise, dass ich sie nicht immer nutzen könnte. Auch der Sport, aus dem ich trotz aller Anstrengung viel Vitalität geschöpft hatte, würde anders aussehen müssen. Ich brauchte dringend das Rüstzeug um aus- und durchzuhalten, um mich nicht hilflos und ausgeliefert zu fühlen.

Die finanziellen Sorgen waren nur die eine Seite, wichtiger war jetzt: Ich musste Wege finden, um mich selbst zu motivieren und Energie zu tanken.

Ich weiß nicht mehr, wie mir das Flugblatt von Horst Bauer in die Hände kam, doch vierzehn Tage nach meiner Operation belegte ich bei ihm einen Intensivkurs in stillem Qi Gong.

Als ich in der Praxis bei Horst Bauer ankam, wusste ich nicht viel über Qi Gong, nur dass diese Heilgymnastik ein Teil der traditionellen chinesischen Medizin ist und ähnlich wirkt wie Akupunktur. Wörtlich übersetzen könnte man es mit „Lebenspflege". Horst Bauer nennt es „Arbeit mit der Lebensenergie", und die hatte ich dringend nötig. Es war Zeit, Reste aus allen Ecken zusammenzukratzen und neu zu bündeln, zu hegen und zu pflegen. Schließlich pflegen wir unsere Haut, die Haare, die

Zähne, sogar unsere Autos und Fußböden – aber unsere Lebensenergie?

Die Übungen des Qi Gong lehren die liebevolle, achtsame Pflege des Energiehaushalts. Reinigen, Auftanken, Ausgleichen und Bewahren stehen im Mittelpunkt. Diese alte Kunst, neu belebt und westlich übersetzt, kann helfen, mehr Eigenverantwortung für unsere körperliche und psychische Gesundheit zu übernehmen.

Es gibt die stille (unbewegte) und die bewegte Form des Qi Gong, die Übergänge sind fließend. Tai Chi ist die im Westen am weitesten verbreitete Form. Ursprünglich wurde dieser Stil entwickelt, um die Prinzipien des Qi Gong zur Selbstverteidigung zu nutzen. Heute wird es hauptsächlich zur Gesundheitspflege praktiziert und ist Bewegungskunst, Entspannungsübung, Heilgymnastik und Meditation in Bewegung. Tai Chi und Qi Gong kann man nicht als seelenlose, rein körperliche Gymnastik betreiben – oder man verschenkt dabei viele wohltuende Effekte.

Qi Gong ist Glücksfernsehen im Kopf, das auf den gesamten Körper wirkt. Horst Bauer hat mir mit seiner frischen Art geholfen, den Einschaltknopf sicher zu finden, aber auch meine „kindische" Art hat mich zu einem gelehrigen Qi-Gong-Schülerin gemacht. Preußischer Leistungsgedanke ist das Aus für jede Imagination. Neugier, Offenheit und (be)lächelndes Ausprobieren sind der Schlüssel zu unserem inneren Kino und den Energieströmen.

Auch Ironie ist dabei nicht schädlich. Denn meine anfängliche Grundhaltung war wohlwollend skeptisch, und ich fand es ein klein wenig lächerlich, als wir in unserer ersten Übung „durch die Finger atmen" sollten. Klammheimlich machte ich mich lustig darüber und grinste in mich hinein: „Also gut, dann atmen wir mal brav durch den Daumen, ein, aus – das darf ich keinem erzählen, die halten mich alle für bekloppt, also gut, der Zeigefinger ist dran, ein, aus, immer schön ausatmen das Fingerchen, ja, ja, immer dreimal, jetzt der Mittelfinger, einen gaaaaanz tiefen Zug."

Je mehr ich mich innerlich darüber lustig machte, umso besser funktionierte es.

Meine Hand wurde warm, was mich einerseits immer mehr belustigte, sich andererseits aber langsam mit großem Staunen mischte. Ich spürte Dinge in mir, die ich vorher nicht einmal geahnt hatte. Ab diesem Zeitpunkt begann ich, meine innere Stimme deutlicher wahrzunehmen, und das tat mir einfach gut.

Einmal war ich total verunsichert: Wir hatten gerade „in unsere Nieren geatmet", als uns Horst Bauer fragte, was wir jetzt dort spürten. Alle anderen Teilnehmer waren vor mir an der Reihe und berichteten von einer wohligen Wärme im Rücken. Es war mir so peinlich, dass ich fast beschlossen hätte, einfach zu schwindeln, denn bei mir breitete sich eine prickelnde Kälte in der Nierengegend aus. „Komisch, bei mir ist wohl was schief gelaufen, bei mir ist's nicht warm, sondern ganz kalt." Alle grinsten mich wohlwollend an – kann ja jedem mal passieren. Nur mein Lehrer war sehr überrascht: „Seltsam, das ist das grundlegende Ziel dieser Übung, aber das schaffen eigentlich nur Leute, die das schon jahrelang üben."

Ich hatte genau das Richtige für mich gefunden. Mein Qi-Gong-Schlüsselerlebnis war übrigens ein ganz simples. Ziemlich am Anfang des Kurses forderte Horst Bauer auf, uns die Knie in kreisenden Bewegungen sanft zu massieren und zu streicheln. Was soll das denn, fragte ich mich. Ich hatte kaum angefangen, in Kreisen meine Knie zu streicheln, da musste ich losheulen. Denn die letzten Wochen hatte ich meinen Körper nur in Schmerzen erlebt. Das war das einzige, was ich noch fühlen konnte. Schmerzen, Krämpfe, harte Muskeln. Diese erste, zärtliche und wohltuende Berührung brach alle Dämme. So einfach, so simpel. Auch heute noch muss ich mich immer wieder daran erinnern, wie einfach es ist, mir Gutes zu tun.

Qi Gong ist keine Magie und kein Hokuspokus. Mit den Qi-Gong-Übungen hatte ich ein praktisches Handwerkszeug gewonnen, mit dem ich viele schwierige Situationen besser bewältigen konnte. Schon während dem Diagnose-Marathon konnte ich es als blutiger Anfänger richtig einsetzen und so beispielsweise auch Untersuchungen im Kernspin-Tomopgraphen, die viele Patienten durch die Enge, den Lärm und die Dauer als sehr belastend empfinden, fast genießen. Ich verkaufte es mir einfach positiv: Vierzig Minuten für eine Tiefenentspannung und keiner stört mich. Anstatt Panikattacken ausgeliefert zu sein, hatte ich ein festes Strickmuster, auf das ich mich konzentrieren konnte. Die Entspannung meiner Kopfhaut, wie warme Regenschauer von oben nach unten darüber laufen, und so weiter. Bis ich alle Körperteile durch hatte, war die Untersuchung schon vorbei.

Sehr geholfen hat mir auch ein wachsendes Interesse für Mineralien und Edelsteine, Heilsteine nennen sie manche – das klingt nach großem Versprechen. Sicher ist: Auf diesem Weg brauchen wir alle etwas zum Festhalten, und wenn dieses Festhalten nur darin besteht, im überfüllten Wartezimmer der Krebsambulanz eine kleine Rosenquarzkugel in der Hand zu halten. Ist man dann auch noch darauf geeicht, dass dieser Rosenquarz entspannt, dann ist man zwar noch lange nicht geheilt, aber man hat es wesentlich leichter.

Eine Postkarte mit dem Merksatz: „It is your mind, that creates the world (Es ist dein Geist, der die Welt erschafft) The Buddha", hängt heute an meiner Haustüre und erinnert mich täglich daran, dass Glück und Unglück in unserem Kopf entstehen und wir eigentlich selbst steuern können, wie wir uns fühlen und wie wir empfinden. Das ist nichts Übersinnliches, sondern Psychologie. Wir können Situationen unterschiedlich bewerten und haben meistens einen größeren Handlungsspielraum als wir normalerweise sehen können oder wollen.

An diesem Wochenende habe ich für mich einige Grundprinzipien erschlossen, die ich vorher nicht für möglich gehalten hätte. Ich war erst in dieser Krise offen dafür und hätte vermutlich jeden entmündigen lassen, der mir vorher prophezeit hätte, ich würde irgendwann „Freundschaft" mit einem Baum schließen.

Doch eine solche Freundschaft hat mir vielleicht sogar das Leben gerettet. Denn in den endlosen Stunden, Tagen, Nächten und Monaten in einem Krankenzimmer hat man manchmal nicht viele Freunde – außer dem Baum vor dem Fenster. Wenn man es jetzt schafft, aus diesem Baum Kraft und Lebensfreude zu tanken – dann ist schon viel gewonnen.

Es tut gut, positive und schöne Bilder im Kopf zu haben, die einem Mut, Haltung, Motivation und eine Portion Idealismus schenken. Der Trick dabei ist genauso einfach wie psychologisch und wissenschaftlich bewiesen: Realität findet immer im Kopf statt. Wenn wir passende Denkwerkzeuge und Bilder zur Verfügung haben, können wir mit schwierigen Situationen leichter umgehen, können flexibler und angemessener reagieren. Dann haben wir bessere Coping-Strategien, wie es Psychologen nennen, und damit bessere Chancen, wieder gesund zu werden. Stress ist immer erst dann schädlich, wenn wir ihn als Belastung und nicht als Herausforderung empfinden. Wenn wir uns Aufgaben nicht gewachsen fühlen.

Das beweisen viele Wissenschaftler, zum Beispiel Aaron Antonovsky, der Gründer der Salutogenese. Der israelische Sozialmediziner interessierte sich nicht dafür, warum Menschen krank werden, sondern warum manche gesund bleiben – trotz gesundheitsschädlicher Einflüsse. Ein spannender Blickwinkel. Er fand dabei unter anderem heraus: Je besser die erlernten Bewältigungsstrategien bei negativem Stress, umso besser ist der Platz auf der Gesundheitsskala zwischen gesund und krank.

Es gibt viele Möglichkeiten, sich stärkende innere Bilder zur Erhöhung der Spannkraft und Krankheitsbewältigung zu verschaffen: Ein eleganter Degenkampf nach klaren Regeln, kraftvolles, würdiges Kung Fu, eine anmutige, aufrechte Tänzerin oder der federnde Gang eines arabischen Pferdes, alle Vorstellungen sind geeignet, die einen innerlich aufrichten, moralisch stärken. Würde und körperliche Anmut sind nämlich der äußere Spiegel innerer Balance. Wildes Hauen und Stechen sind in diesem Kopf-kino der Imaginationen absolut tabu – auch wenn Krebs bei uns leider oft so behandelt wird.

## Tipps und Anregungen für Betroffene

### So finden Sie die richtigen Hilfsmittel

**Werkzeuge** – Die Situation können Sie nicht ändern, aber Sie brauchen jetzt Bewältigungsstrategien, Werkzeuge, die Ihnen gezielt helfen, mit Ängsten, Ärger, Depressionen besser umzugehen. Davon gibt es jede Menge: Entspannungstechniken, Meditationstechniken, Yoga, Qi Gong oder auch Nordic Walking und sanfter Gesundheitssport.

**Qi Gong** – Suchen Sie sich einen guten Lehrer, einer, der Ihnen sympathisch ist. Ein Verzeichnis nach Postleitzahlen finden Sie im Internet unter www.qigong-gesellschaft.de. Für mich war diese Methode das ideale Werkzeug. Man kann Qi Gong immer und überall üben, selbst wenn man körperlich nicht fit ist.

**Musik** – Gute Meditationsmusik hilft beim Üben und Entspannen. Musik schafft eigene (Geistes)Räume, in die Sie sich zurückziehen können. Die Neurobiologie kann heute ziemlich genau ermitteln, wie Musik unseren Körper, zum Beispiel unsere Hormone, direkt beeinflusst. Persönlich finde ich die Kompositionen von *Sayama* (alias Richard Hiebinger) sehr harmonisch. Auch *Enya* hat einen unmittelbaren Entspannungseffekt auf mich. Ich möchte jetzt keine Liste aufführen, doch wenn Sie achtsam bleiben, merken Sie selbst schnell, welche Musik Ihnen persönlich gut tut und welche nicht.

Hilfe – Viele Menschen müssen erst lernen, Hilfe überhaupt anzunehmen. Tun Sie es, springen Sie über Ihren Schatten. Scheuen Sie sich auch nicht, eventuell nach finanzieller Hilfe zu fragen. Oft wissen andere Menschen nichts von Ihren Sorgen, niemand kann hellsehen.

Partnerkrisen – Wenn zur akuten Krankheitskrise auch noch die Paarkrise kommt, sollten Sie sich professionelle Hilfe suchen.

Allerdings: Wenn die Partner es schaffen, offen über ihre Ängste zu sprechen, können gute Beziehungen in dieser Ausnahmesituation sogar enorm wachsen.

# 5. Krank sein –
## Mensch bleiben

Ich habe die gesamte Palette der diagnostischen Apparatemedizin durchlebt. Viele Heilungen und günstige Krankheitsverläufe sind sicher durch diese ausgefeilte, frühe Diagnostik und die Behandlungschancen einer Hochleistungsmedizin möglich. Vielleicht überwiegen bei einer solchen Medizin die Vorteile, aber sie ist kalt und seelenlos – und das sind leider manchmal auch die Menschen, die mit ihr arbeiten.

Ich habe inzwischen zum Glück auch andere Krebspatienten kennen gelernt, die von ihrer Klinik und ihren Ärzten nur Gutes berichten und an dieser Front nicht kämpfen mussten, darum habe ich sie wohlwollend beneidet. Ich habe auch viele Patienten kennen gelernt, die akzeptiert haben, dass die Bedingungen und Umgangsformen miserabel sind, die meisten haben sich nicht getraut, sich zu wehren. Das verstehe ich gut. Die Rolle des Patienten schüchtert ein, Angst, Panik vor der Krankheit und den Untersuchungen stärken nicht gerade das Selbstbewusstsein. Das Pflegepersonal macht sich das oft unbewusst zu Nutze, denn unsichere Patienten lassen sich leichter handhaben. Viele im Medizingeschäft haben in ihrem langen, mühsamen Berufsalltag wohl vergessen, dass sie mit Menschen arbeiten und nicht mit Akten, Fleischbergen, Muskelsträngen.

Als Patient gilt es, freundlich aber bestimmt zu zeigen: Ich bin ein Mensch und ich will auch so behandelt werden. Gleichzeitig sollte man sich selbst auch so benehmen, das ist kein Freibrief für tyrannische, launische Kranke.

An oberster Stelle steht aber jetzt der Gedanke: Was will ich? Was tut mir gut? Allerdings bedeutet das ein gutes Stück Arbeit, denn in einer Klinik ist es nicht immer einfach zu wissen, was man will – und was gut für einen ist.

Als ich das erste Mal in der hämatologischen Ambulanz saß, sozusagen am Kassenhäuschen der Geisterbahn, musste ich erst einmal wieder festen Boden unter den Füßen suchen. Plötzlich saß ich zwischen unzähligen Menschen, denen allesamt die Angst ins Gesicht gemeißelt schien. Alle waren bis aufs Äußerste angespannt, und viele maulten darüber, dass sie so lange warten mussten. Über Wartezeiten habe ich mich persönlich nie beklagt, ich hatte ja gerade nichts anderes zu tun, als mich ganz und gar um mich zu kümmern, um irgendwie zu überleben. Wartezeiten sind dabei eigentlich Luxus.

Die Ambulanz war jedes Mal bis auf den letzten Sitzplatz belegt, die Luft stickig. Dazwischen Männer und Frauen ohne Haare, mit Handschuhen und Mundschutz, denen eine Infusion in die Vene lief. Mich schockiert das, selbst heute, nach meiner ganzen Chemo-Routine. Es ist doch intim, wenn eine Flüssigkeit direkt in das Körperinnere läuft. Das will ich persönlich nicht öffentlich tun, wie Colatrinken an der Theke. Ich habe mich später lieber in einen abgelegenen Gang gesetzt oder in eine Abstellkammer, um meine Infusionen zu bekommen.

Die erste Ärztin, die ich in der Ambulanz zu Gesicht bekam, war etwas gestresst, aber sehr bemüht. „Bevor die genaue Tumorbestimmung da ist, können wir mit der Behandlung nicht anfangen. Aber wir müssen uns beeilen, der Tumor hat eine Teilungsrate von fast 100 Prozent. Das geht auf wie Popcorn." Dieser Satz verfolgte mich in den nächsten Wochen noch oft.

Am ersten Untersuchungstag standen Blutabnahmen, Röntgen, Ultraschall und eine Knochenmarkstanze an. Das klang so grausam, dass ich die zwei Stunden Wartezeit wie betäubt verbrachte. Als ich die Menschen so betrachtete, die mit mir warteten, fiel mir auf, dass diese Prozeduren etwas mit den mittelalterlichen Hexenprozessen gemeinsam haben. Auch diesen Frauen, den vermeintlichen Hexen, hatte man die Haare geschoren, und sie mit spitzen Nadeln geplagt. Meine Folterknechte wollten mir jetzt also eine hohle Kanüle in den Beckenknochen rammen,

Knochenmark abziehen und herausstanzen, um es nach Krebszellen zu untersuchen? Ich musste über diese Gedanken lächeln, mein Galgenhumor hat mich zum Glück nie verlassen.

Immer wenn ich Angst habe, rede ich ohne Unterbrechung. Als ich später auf der Bahre lag, die Ärztin hinter mir, fanden es alle nicht besonders komisch, dass ich ihnen ein buntes mittelalterliches Folterszenario ausmalte, während die Ärztin in mir herumbohrte. Die Situation wurde nicht besser, als sie sich mit ihrem ganzen Gewicht gegen die Nadel und mein Becken stemmte. „Puh, das merkt man, dass Sie viel Sport machen, Sie haben extrem harte Knochen." Zumindest die These, dass Muskeltraining aktiv gegen Osteoporose wirkt und die Knochen stärkt, schien zu stimmen. Im Moment war das allerdings nicht hilfreich. Eher schon das Mädchen, das vor mir saß, direkt vor meinem Gesicht, und tapfer meine schweißnasse Hand hielt. Es war mir peinlich, aber ich zog sie trotzdem nicht weg und war froh, dass ich etwas zum Festhalten hatte. Ständig entschuldigte ich mich, weil ich ihr vor Angst die Finger zusammenquetschte. „So. Die Nadel ist drin, jetzt wird's nochmal unangenehm, wenn ich das Knochenmark rausziehe und ein Unterdruck im Beckenkamm entsteht." Ich hustete brav auf Anweisung. Geschafft. Zum Glück war dieses blonde Mädchen da, in diesem Moment ein Engel, tatsächlich eine Praktikantin, die gerade überlegte, ob sie Krankenschwester werden sollte. Ich hoffe es sehr, denn ich fand es bewundernswert, wie eine Sechzehnjährige so ruhig und selbstverständlich eine erwachsene Frau trösten konnte. Noch erstaunlicher fand ich in dieser Situation, dass ich die Hilfe überhaupt annehmen konnte. Es war schön und ich war einfach nur dankbar.

Ich musste noch eine halbe Stunde mit dem Becken fest auf einem Sandsack liegen, damit es nicht zu sehr nachblutet und ein Hämatom entsteht. In dieser Zeit kamen Helena und meine Mutter vorbei, um mich abzuholen, oder besser gesagt, um das große Herzleid meiner Tochter etwas abzumildern. Heulend hatte sie mir am Telefon erzählt, sie habe eine Vier in Deutsch geschrieben. Na klar konnte sie sofort kommen. Ich war froh, dass es auch noch die alltäglichen Probleme dieser Welt gab. So fühlte ich mich in dem Vakuum aus Klinik, Ärzten und Prognosen nicht ganz so abgeschnitten.

Es war nicht einfach, die restlichen Untersuchungstermine zu organisieren. Alles wollte überlegt werden. Einige Untersuchungen ließ ich bei Spezialisten außerhalb der Klinik durchführen, denn der Satz der Ärztin klang noch in meinen Ohren: „Wir müssen uns beeilen! … Popcorn."

Die angekündigte Darmspiegelung hatte die etwas überlastete Ärztin glatt vergessen. Dafür kann man vollstes Verständnis haben, denn die Ärzte in der Ambulanz arbeiten weit über dem Belastungslimit. Es ist also gut, immer mitzudenken, auch wenn es sich um unangenehme Dinge handelt, auf die man gerne verzichten würde. Die Spiegelung selbst war gar nicht dramatisch, aber von dem Beruhigungsmittel wurde mir so schlecht, dass ich mich noch die ganze Nacht übergeben musste. So habe ich mich entschlossen, die Magenspiegelung am nächsten Tag ohne Betäubung hinter mich zu bringen.

„Das ist aber keine normale Spiegelung, wir müssen circa sechzehn Gewebeproben entnehmen, das dauert lange, das schaffen Sie nicht." Doch, das schaffe ich, da war ich ganz sicher! Wenn ich an die stundenlange Übelkeit am Tag zuvor dachte, musste ich es schaffen. Zuvor hatte ich homöopathische Globuli eingenommen, das gehörte zu meinem Ritual gegen die Angst. Nux Vomica gegen Brechreiz, Silicea gegen meine Nadelangst. Auch wenn sich Mediziner noch immer über die Wirksamkeit der Homöopathie streiten, mir hat es geholfen, allein schon die Tatsache, ein Gegenmittel gegen meine Angst und meine kleinen Wehwehchen zu haben. Ich war nicht machtlos. Und eins ist sicher: Homöopathie ist nicht schädlich.

Trotzdem sollte man den Ärzten immer sagen, welche homöopathischen Medikamente man nimmt, Wechselwirkungen sind durchaus möglich. Schulmediziner nehmen einen dabei erfahrungsgemäß leider nicht ernst: „Homöopathie? Da können Sie doch nehmen, was Sie wollen, das wirkt doch sowieso nicht!" Für mich zählte das Ergebnis.

Am Universitätsklinikum in Heidelberg bietet inzwischen eine eigene Naturheilambulanz Komplementärtherapien an. Aktuell wird dort das Potential der Homöopathie im Zusammenhang mit Krebs erforscht. Auch an der Medizinischen Universität in Wien ist man sich relativ sicher, dass die Homöopathie hilft, Begleitsymptome und Nebenwirkungen zu lindern, Zweiterkrankungen zu mildern und die Gesamtkonstitution zu verbessern.

Trotz Globuli und Entspannung war es immer noch schlimm, den Schlauch mit dem Endoskop und der kleinen Gewebezange hinunterzuschlucken. Immer wieder stocherte der Arzt mit dem Schlauch auf und ab, um in allen Magenbereichen Gewebeproben zu entnehmen. Das konnte man als Zwicken spüren. Ich konnte die ganze Zeit über auf dem Monitor zuschauen, und ich erinnere mich an eine sehr nette, intelligente Schwester, die mir mit ihrer munteren Art die Untersuchung sehr erleichterte. Der Arzt war nett, vorsichtig und wenn ich mich im Tränenschleier recht erinnere, sah er sehr gut aus. Leider war ich zu dieser Zeit bereits ein „Neutrum" mit einer Nummer. Geschlecht, Sexualität und die eigene Attraktivität gibt man an der Klinikpforte gleich mit ab. Trotzdem, dieser Arzt war hübsch, aber was noch viel schöner war: Durch den Verzicht auf ein Betäubungsmittel konnte ich danach ohne Übelkeit und Wartezeit frühstücken gehen, das hatte ich mir verdient.

Eine ausführliche Computertomografie und eine Knochenszintigrafie standen noch auf dem Programm. Harmlos, bis auf die Kanülen, die jedes Mal neu gelegt wurden, und das russische Roulette: Was würde es diesmal für ein Praktikant sein, der an mir übte? Meine Angst entsprach deutlich dem Sympathiegrad, den ich für den Mann oder die Frau am stumpfen Ende der Nadel empfand. Und es bewahrheitete sich leider immer: War mir das stechende Gegenüber unsympathisch, wurde es meistens eine lange und schmerzhafte Prozedur. Am Ende meiner Klinikkarriere war ich selbstbewusst genug, nur noch nette Menschen an meine Venen zu lassen, andere lehnte ich ab – und es funktionierte!

Eine sehr schöne Begegnung hatte ich glücklicherweise gleich in der Anfangsperiode meiner Krankenhauslaufbahn, und davon sollte ich noch lange zehren. Immer wenn ich später auf unsensible und emotional beschränkte Ärzte traf, klammerte ich mich an den Gedanken: Es gibt auch andere! Gebetsmühlenartig hielt ich so die Hoffnung aufrecht.

Dieser Arzt, zweifacher Professor in Humanmedizin und Physik, rief seine Patienten in dem großen Wartezimmer selbst auf. Dabei schaute und lächelte er sie aufrichtig an, wartete, bis sie aufgestanden waren, gab ihnen die Hand und ging mit ihnen zusammen ins Behandlungszimmer. Man hatte jedes Mal den Eindruck, er interessiere sich tatsächlich für die Person auf seinem „Fließband". Denn auch hier war es nicht anders als anderswo. Warten, radioaktives Jod gespritzt bekommen, warten, rein in den Szintigrafen, raus, warten, Ergebnis. Es war schön, diesem älteren, ruhigen Mann zuzusehen, wie er jedes Mal aus seinem Zimmer kam, klein, fast unscheinbar.

Ich saß auf einem Kinderstühlchen in der Spielecke, alle anderen Plätze waren belegt. Aufrecht, gerade. In den letzten Wochen hatte ich meine alte, tänzerische Spannung wieder aufgenommen und bewegte mich Schritt für Schritt gezielt und ganz konzentriert. Das half mir im wahrsten Sinne des Wortes, Haltung zu bewahren, den Überblick und die Kontrolle über meinen Körper und die Situation zu behalten. Inzwischen habe ich begriffen, wie sehr mich diese Fähigkeit in dieser großen Krise weitergebracht hat. Als Trainer in Management-Seminaren hatte ich vielen Führungskräften beigebracht, wie sich die psychische Verfassung in der Körpersprache spiegelt, und andersherum! Auch der Körper ist fähig, die Psyche zu steuern.

Mit hängendem Kopf und schlaffen Schultern fühlt man sich nicht besonders toll und auch das Lächeln fällt schwer. Gedanken wie „So, jetzt packen wir's aber an!" würden uns in dieser Situation wohl nicht durch den Kopf gehen. Doch es geht auch anders: Kopf hoch, Schultern zurück, Brust raus, Becken nach hinten kippen, bis sich der Abstand zwischen Brustbein und Bauchnabel fast verdoppelt. Beide Beine schulterbreit fest auf die Erde. Wenn ich das tue, durchflutet mich jedes Mal sofort ein sanftes Glücksgefühl.

Als ich schließlich an die Reihe kam, bescherte mir der außergewöhnliche Professor ein einmaliges Erlebnis, das ich von einem Schulmediziner nie erwartet hätte. Er ist für mich der lebende Beweis dafür, dass Intellekt und analytisches Denken den Gefühlen nicht in der Quere kommen müssen. Zuerst erklärte er mir die Untersuchung: Das radioaktive Jod wird in die Vene gespritzt und durch den Stoffwechsel langsam in die Knochen transportiert. Durch den erhöhten Stoffwechsel von Tumorzellen reichert das Jod sich in eventuellen Knochenmetastasen stärker an und wird auf den Bildern, vergleichbar mit Röntgenaufnahmen, sichtbar. Die Platten des Szintigrafen fahren ganz dicht über dem Körper auf und ab und scannen das ganze Skelett ab.

Wie immer war es mir peinlich, dass ich solche Angst vor Spritzen habe und sagte dem Arzt das auch. Er drehte sich um, blickte mich ganz ruhig an und sagte: „Das ist doch kein Wunder, da sticht ja auch jemand durch die äußere Hülle Ihrer Persönlichkeit. Manche können das weniger spüren, manche sind da hochempfindlich, und zu denen gehören Sie wohl." Punkt. Ich bin bis heute dankbar, weil damit meine Angst so verständlich wurde und ich mit dieser Erklärung zu ihr stehen kann. Er fragte mich, ob ich lieber rechts oder links gestochen werden wollte. Ich stutzte, denn die Liege stand so, dass es nur rechts gehen würde. Das sagte ich ihm auch. „Ach, dann drehen wir die Liege einfach um!", war die Antwort. Er hätte tatsächlich das halbe Zimmer umgebaut, damit es mir besser geht! Natürlich ging es auch rechts und natürlich hatte ich nicht die geringsten Probleme, geschweige denn Schmerzen, als er mir sanft die Nadel in die Vene stach und das radioaktive Medikament injizierte. Ich empfand spontan tiefstes Vertrauen. Das war eine wichtige Erfahrung, denn viel öfter würde ich auf meinem weiteren Weg noch tiefes Misstrauen spüren und an mir selbst zweifeln – war ich hysterisch, überempfindlich? Erlebnisse wie mit diesem Professor zeigten mir immer wieder, dass es auch anders ging und ich durchaus fähig war, mich kompromisslos anzuvertrauen.

Auf die Ergebnisse musste ich nicht lange warten. Auf mehreren Din-A4-Bögen war mein Skelett von allen Seiten abgebildet. Ein seltsames Gefühl, so würde ich also irgendwann aussehen, meldete sich die dunkelste Seite meines Humors. Glücklicherweise entdeckten wir keine Anzeichen, die auf Knochenmetastasen hinwiesen. Nur einen gebrochenen kleinen Finger und der kam vom Basketballspielen. Ich wusste, warum ich diesen Sport nicht ausstehen konnte.

Nicht ganz so glimpflich ging die Auswertung der Computertomografie vonstatten. „Veränderungen in der Leber", hieß es. In drei verschiedenen Segmenten, ungefähr je fünf Millimeter im Durchmesser. Lebermetastasen? Mir wurde schlecht. Zuhause fledderte ich panisch mein Medizinlexikon. Die Prognose war düster. Zum Glück rief genau in diesem Moment eine Freundin an, die eine Brustkrebserkrankung ganz gut überstanden hatte: „Ach, das kenne ich. Viele Frauen haben Veränderungen im Lebergewebe, vor allem wenn man lange die Pille genommen hat. Das kann sich alles völlig harmlos in Luft auflösen." Das wollte ich gerne glauben.

Vorübergehende Erleichterung verschaffte mir die großzügige Haltung der Uniklinik und eine technische Premiere. Ich war eine der ersten Patienten, die in den neuen Positronen-Emissions-Tomografen, kurz PET-CT, geschoben wurden.

Dieses Gerät kombiniert die Diagnostik des PET und eines Computertomografen und war kurz zuvor mit großem Presserummel eingeweiht worden. Es sollte helfen zu klären, ob es sich bei den Läsionen in meiner Leber um Tumorgewebe handelte – oder eben nicht. Radioaktiver Zucker würde durch einen erhöhten Grundumsatz der Krebszellen vor allem in Tumorgewebe angereichert, diesen Zucker macht das PET als strahlende Felder sichtbar. Die Kombination mit der CT-Technologie ermöglicht eine exakte Lagebestimmung der Tumorzellen.

Doch ich hatte gelesen, dass die Krankenkasse diese teure Untersuchung nicht bezahlt. Und so kann ich mich gleich noch einmal bei der Ärztin bedanken, die mir mit großem Engagement einen Termin für die PET-CT verschaffte, und bei der Uniklinik, die die Untersuchung aus ihrem Etat bezahlte.

Die neue Abteilung ist von der Klinik durch dicke Bleiwände abgeschirmt. Auch der radioaktiv geladene Zucker, der in die Vene gespritzt wird, kommt in einer bleiummantelten Ampulle und wird auch daraus injiziert. Mein Galgenhumor und meine Angst trieben mich zu dem Witz, dass ein Geigerzähler jetzt wohl ticken würde, wenn ich an ihm vorbeiliefe. Der Arzt fand das nicht lustig, sondern antwortete mir ganz sachlich: „Was meinen Sie, warum da vorne einer hängt?" Und tatsächlich, als ich vorbeilief, fing er an zu knattern, wie man es aus Atomkatastrophen-Filmen kennt. Das war ein seltsames Gefühl, aber viel beängstigender als Lebermetastasen konnte nichts sein. Ich dachte zu diesem Zeitpunkt in Sechs-Monats-Abschnitten und mit Spätschäden radioaktiver Strahlung zu rechnen, erschien mir ein purer Luxus.

Ich musste eine gute Stunde warten, bis sich der Zucker in meinen Zellen verteilt hatte. Dazu wurde ich in einer kleinen Kammer ohne Fenster abgeschirmt, in die gerade zwei Liegen passten. Eine Videokamera beobachtete mich, es herrschte absolute Stille. Zum Glück leide ich nicht unter Platzangst und zum Glück konnte ich das Warten für mich nutzen. Auf ein Buch hätte ich mich nicht konzentrieren können, zu wichtig war jetzt meine eigene Geschichte. Aber ich hatte eine Rosenquarzkugel in der Tasche, an der ich mich festhalten konnte und ich hatte meinen Qi-Gong-Meditationskreislauf, auf den ich mich ganz konzentrieren konnte. Mein CD-Player und die chinesische Musik halfen mir beim Abtauchen, und ich muss in der Videokamera ein komisches Bild abgegeben haben.

Ich war selbst erstaunt, doch ich schaffte es wirklich, an nichts zu denken, und deshalb gab es keinen Platz für Angst. Es ist seltsam, aber wenn man es schafft, an nichts zu denken, ist das Gefühl immer positiv, als ob man an die wunderschönsten Dinge, an Ruhe und Frieden, denkt. In unseren Gedanken können wir Glücksgefühle produzieren – aber nicht konsumieren, das ist der große Unterschied.

Das Ergebnis der PET-CT-Untersuchung ließ mich jubeln. Meine Läsionen in der Leber „leuchteten" nicht! Nichts leuchtete auf den digitalen Bildern, das hieß, dass nach der Operation keine weiteren Tumorherde erkennbar waren! Das klang gut, bei so hohen Teilungsraten des Tumors hatten eigentlich alle mit Metastasen gerechnet.

Um restliche Krebszellen an der Teilung zu hindern oder unentdeckte Herde anzugehen, sollte ich mich trotzdem einer Chemotherapie unterziehen. Denn trotz aller bildgebenden Diagnostik: Eine Garantie gibt es nicht.

Inzwischen gingen alle von einem großzelligen B-Zell-Lymphom aus, auch wenn noch immer nicht ganz klar war, um welche Tumorart es sich eigentlich handelte. Ambulant sollte ich sechs Chemozyklen bekommen, im Abstand von je drei Wochen. Darunter auch den neuen Antikörper Rituximab, der von genmanipulierten Mäusen produziert wird. Er soll Tumorzellen so markieren, dass sie vom eigenen Immunsystem wieder besser erkannt und entsorgt werden können. Rituximab ist also wie die Müllmarke auf dem Eimer, ohne sie verweigert auch die städtische Müllabfuhr die Entsorgung.

Bis dahin stand nur noch eine Untersuchung an: Die Dünndarmspiegelung. Auch hier wird ein dünner Schlauch durch Nase, Speiseröhre und Magen in den Dünndarm eingeführt und endoskopisch mit einer kleinen Kamera untersucht. Die Schwester dort war nicht unfreundlich, sondern, was schlimmer ist, schlicht ignorant: Sie sperrte mich mit dem Befehl „ausziehen" und einem OP-Hemd in eine kleine Besenkammer, in der man sich kaum umdrehen konnte. Davor gab es nicht einmal ein „Guten Tag". Bis jetzt hatte mir noch niemand die Untersuchung erklärt und ich beschloss: So nicht. Ich würde mich nicht ausziehen und halbnackt, wieder mal barfuss, im Büßerhemd vor einem wildfremden Menschen kauern. Ich hatte das Recht auf ein Gespräch in Augenhöhe und eine menschenwürdige Behandlung. Also behielt ich meine Kleider an, und klopfte eine ganze Weile, bis mich die Schwester aus meinem Gefängnis entließ.

„Warum sind Sie nicht ausgezogen!", kam unwirsch der Rüffel. „Weil ich zuerst in einem normalen Ton begrüßt und dann mit einem Arzt sprechen möchte. Der ist schließlich auch nicht halbnackt. Und wenn das alles in Ordnung ist, dann bin ich in 30 Sekunden ausgezogen, versprochen!"

So genervt die Schwester war, so freundlich reagierte der junge Arzt. Ja, das könne er verstehen. Ich atmete auf, nahm mir einen Stuhl und ließ mir die Untersuchung erklären. Wieder dieser Horror einer Magen- und Darmspiegelung, aber was sein muss, muss wohl sein. Doch wozu dann die teure PET-CT-Untersuchung, in der nichts „leuchtete"?

Als ich meine Zweifel anmeldete, war der Arzt so mutig, seine Unsicherheit zuzugeben, das können nicht viele „in Weiß". Viele Ärzte gehen an dem Stigma von Unfehlbarkeit und Omnipotenz zugrunde und büßen ihre Fähigkeit ein, sich Zweifel oder gar Fehler eingestehen zu können – für sie bedeutet es Versagen. Ich hatte Glück, dass dieser junge Arzt sich diese Gabe bis dahin bewahrt hatte. „Es könnte gut sein, dass wir die Spiegelung dann gar nicht machen müssen. Ich rufe mal meinen Chef an, was der dazu meint, einen Moment", und er verschwand ans Telefon. „PET-CT reicht völlig", sprach mich der Chefarzt der Radiologie frei und ich verschwand ungeplagt und unverhofft in diesen Vormittag. Das war schöner, als in der Schulzeit Mathematik zu schwänzen.

Mit Klinikärzten, die Fehler zugeben können und die im Diagnosemarathon den Gesamtüberblick behalten, kann man leider nicht immer rechnen. Umso wichtiger ist es, ein gutes Team aus Vertrauensärzten in der Hinterhand zu haben, die einem beratend zur Seite stehen, sich fachlich auskennen und die einem auch die Wahrheit sagen – anstatt geschönte Statistiken herunterzubeten.

Mein einweisender Arzt hatte mich gleich am Anfang gewarnt: „Fragen Sie immer genau nach, was Therapien wirklich bringen. Manchmal gibt es Chemos, die ergeben statistisch betrachtet eine höhere Überlebensdauer von drei Wochen, sind aber so anstrengend, dass sie mindestens sechs Monate des Lebens zunichte machen. Diese Rechnung geht nicht auf!"

Mein Hausarzt Gerhard war in dieser Hinsicht ein Glücksfall. Seine „Lehrjahre" hatte er in der Onkologie verbracht, praktischerweise unter dem Professor, auf dessen Station ich landen sollte. Nach welchen Regeln dort gespielt wird, wusste er also ganz genau.

Innerklinische Konkurrenzkämpfe erschweren zum Beispiel viele Therapien. Die Röntgenabteilung schwört auf Bestrahlung, die Chirurgie auf das Messer, die Innere Abteilung auf Chemo. Sicherlich wird nicht immer nur zum Wohl des Patienten, sondern auch nach der Machtgewichtung der entsprechenden Abteilung entschieden. Einen unabhängigen Sachverständigen an der Seite zu haben, beruhigt da ungemein. Und der Hausarzt ist im Idealfall der Wegbereiter im Klinikdschungel. Ganz wichtig war, dass Gerhard mir einen persönlichen Ansprechpartner vermittelt und mit diesem Oberarzt vorher auch persönlich telefoniert hatte. Sonst wäre alles wohl noch unpersönlicher verlaufen.

## Tipps und Anregungen für Betroffene

### Management, Kraft und Gelassenheit im Diagnosemarathon

**Wartezeiten** – Krebstherapie heißt warten. Auf Ergebnisse, auf Behandlungen, auf Untersuchungen. Ärgern Sie sich nicht. Das sind Dinge, die Sie nicht ändern können. Nutzen Sie die Zeit für sich! Beobachten Sie, werden Sie aufmerksam. Vielleicht müssen Sie sich gar nicht mehr ständig durch Zeitschriften oder Bücher ablenken? Diese Zeit ist Luxus, denn Sie haben gerade nichts Besseres zu tun, als sich ganz um sich zu kümmern.

**Haltung** – Der Körper ist der Spiegel der Seele und andersherum! Haltung bewahren lohnt sich also, es macht Sie kräftiger und optimistischer. Das funktioniert zwar fast von alleine, aber man muss es trotzdem üben, zum Beispiel vor dem Spiegel.

**Management** – Ab jetzt sind Sie Ihr Gesundheitsmanager, denn Sie müssen mitdenken! Fragen Sie nach, ob wirklich alle Untersuchungen nötig sind. Oft sind die einzelnen Ärzte gar nicht über die anderen Untersuchungen informiert, oder machen sich, auch aus Zeitmangel, keine Gedanken über deren Sinn oder Unsinn.

Natürlich gilt dasselbe auch für den umgekehrten Fall: Haben die Ärzte an alle Untersuchungen gedacht? In der Hektik geht manchmal etwas unter.

**Koordination** – Fragen Sie ruhig nach, ob manche Untersuchungen, bei denen nur eine leichte Betäubung notwendig ist, am gleichen Tag gemacht werden können. Dann haben Sie nicht zweimal hintereinander eine belastende Betäubung. Oft denken Ärzte nicht an solche Dinge.

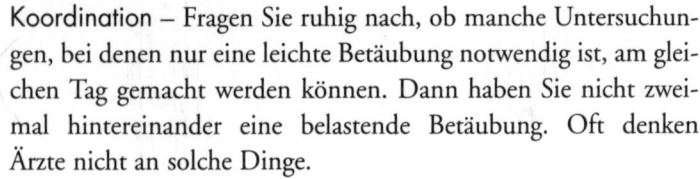

Glücksgriffe – Besonders gute Ärzte sollten Sie sich merken. Im Notfall werden sie Ihnen weiterhelfen. Es ist in einer solchen Situation auch ganz besonders wichtig, einen engagierten Hausarzt zu haben, der sich in den Abläufen in der Klinik auskennt und sie beraten kann.

Statistiken – Sie sind nicht nur geduldig, sondern häufig manipuliert, und vor allem gelten sie nie für den individuellen Einzelfall. Fragen Sie bei Statistiken zu bestimmten Chemotherapien lieber doppelt nach und besprechen Sie sich mit einem Berater, der sich damit auskennt.

# 6. Über das Sterben nachdenken –
## frei werden fürs Leben

Ich hatte alle meine beruflichen Verpflichtungen und Engagements auf unbestimmte Zeit abgesagt. Niemand konnte absehen, wann ich wieder arbeiten könnte, vor allem auf einer Bühne. Würde ich diesen Job überhaupt noch machen können und machen wollen? Wann würden meine Haare wieder wachsen? Im Moment war ich von solchen Überlegungen über die ferne Zukunft meilenweit entfernt. Andere Gedanken waren plötzlich ganz nah. Sterben war zu einer greifbaren, drohenden Vorstellung geworden.

Wann macht man sich sonst schon Gedanken über den Tod? Wenn der Opa stirbt, die Katze, der Arbeitskollege – es sind immer die anderen und wir sind Weltmeister der Verdrängung. Dazu kommt: Gestorben wird in unserer Gesellschaft weit weg. Im Krankenhaus oder Altenheim. Selbst wer zufällig zuhause stirbt, wird schnell „entsorgt". Wir trauern nicht mehr ausgiebig im Familienkreis. Der Tod ist etwas Widernatürliches geworden in unserer Gesellschaft der Machbarkeit, der unbegrenzten Möglichkeiten. Wer krank wird, steht vor unbekanntem Land, Ödland.

Plötzlich stand ich vor diesen im Alltag nie gestellten Fragen. Was passiert, wenn ich sterbe? Was passiert danach? Ist dann alles vorbei? Große Fragen nach Sinn und Sein wurden laut. Wer sich in unserer erfolgsorientierten Zeit solchen Fragen widmet, bekommt schnell zu hören: „Du hast wohl gerade nichts Besseres zu tun?" Und eigentlich sollten wir dann immer antworten: „Nein, ich habe nichts Besseres zu tun."

Ich finde es im Nachhinein sehr amüsant, wie viel Spiritualität einem plötzlich zugestanden wird, wenn man erst einmal sterbenskrank ist. Verdrehen Realitätsfanatiker vorher noch die Augen, wenn man über den Sinn des Lebens philosophiert, hören sie jetzt geduldig zu. Man befindet sich eben in einer Ausnahmesituation und erreicht ganz automatisch den Status der Narrenfreiheit. Das gilt es auszukosten, um sich mit elementaren Dingen in Ruhe auseinanderzusetzen, für die wir normalerweise blind und taub sind. Sie gehören zu den wichtigsten Erfahrungen im Leben.

Irgendwann, zwischen den vielen Terminen in der Klinik, stand ich zeitvergessen und gedankenverloren in meiner Küche und schaute in den verschneiten Garten, auf die erfrorenen Rosenknospen. Was passiert eigentlich ganz praktisch, wenn ich jetzt an dieser Krankheit sterbe?

Was passiert mit Helena? Natürlich würde sie traurig sein und mich vermissen, aber letztendlich würde sie auch so groß werden. Sicher gefiel mir die Vorstellung anfangs überhaupt nicht, dass sie das dann bei ihrem Vater tun müsste. Schließlich hatte ich mich nicht ohne Grund von ihm getrennt.

Hatte ich ihr schon genug mit auf den Weg gegeben? Vielleicht war meine Sicht der Dinge ja gar nicht der Weisheit letzter Schluss? Vielleicht würde sie dort besser unterkommen, als ich dachte? Es war ja gut, dass sie einen Vater hatte und ich die ganze Zeit den Kontakt gefördert hatte. Nach anfänglicher Panik und Widerwillen entspannte ich mich und kam zu der Erkenntnis: Sie würde einfach weiterleben. Punkt. Wie, war dann sowieso nicht mehr meine Sache und es machte auch keinen Sinn, mir darüber den Kopf zu zerbrechen. Ich würde es sowieso nicht ändern können.

Unser angeblich tragisches Schicksal relativierte sich bei genauem Hinschauen. Es wäre viel schlimmer und widernatürlicher, wenn meine Tochter krank wäre, das wurde mir immer klar, wenn ich die Patienten der Kinderklinik sah. So war es „nur" ich, und es wäre der natürliche Rhythmus. Ich würde zuerst gehen, wenn auch viel zu früh. Früher sind viele Mütter schon im Kindbett gestorben, warum jetzt ein Riesendrama daraus machen?

Noch vor hundert Jahren konnte ein harter Winter das Aus bedeuten. Gerade starben fast eine Viertel Millionen Menschen durch die große Flutwelle des Tsunami. Und da sollte ich wegen meinem Einzelschicksal inklusive aller Hoffnungen, die mir auf eine Heilung blieben, verzweifeln? Diese Gedanken trösteten mich. Mir tat es gut, zu relativieren und meine persönliche Angst zu beschwichtigen.

Die Welt drehte sich weiter – auch ohne mich! Beim allerersten Mal hatte mich dieser Gedanke erschreckt. Und dann? Ein herrliches Gefühl! Bis zu diesem Zeitpunkt hatte ich mich immer für unentbehrlich gehalten. Kein Projekt konnte etwas werden, wenn ich nicht die Federführung übernahm, überall musste ich regeln, managen, mich einmischen, retten, machen, schaffen, tun, Ideen haben, kreativ sein, die Karre aus dem Dreck ziehen. Dachte ich! Sehr wahrscheinlich war ich oft die Einzige, und meine Umwelt hat diesen Übereifer gar nicht erwartet.

Endlich begriff ich: Es geht auch ohne mich! Ich muss gar nicht immer die Beste sein, die Größte, die Gewissenhafteste, die Liebste, die Netteste, die Schönste, die Intelligenteste. Ich konnte mich jetzt zum ersten Mal entspannt zurücklehnen und einfach abwarten, was passiert. Ich konnte einfach leben! Und dazu musste ich mir erst einmal Gedanken über das Sterben machen.

Diese Gedanken haben mich von den viel zu großen Anforderungen an mich selbst befreit. Heute nehme ich mich nicht mehr so wichtig. Ich darf mich ab und zu ausklinken und Luft holen, mich ausnahmsweise nur um mich kümmern – und zwar auch, wenn ich am Leben bleibe.

## Tipps und Anregungen für Betroffene

### Heilen Sie Ihr Leben, nicht Ihre Krankheit

**Sterben** – Machen Sie sich ruhig Gedanken über das Sterben. Es gehört zum Leben untrennbar dazu. Es ist vielleicht sogar eines der wichtigsten Teile des Lebens, so wird es zumindest im buddhistischen Glauben gelehrt. Eigentlich ist das auch logisch: Wir sammeln ein Leben lang Erfahrung und vielleicht einen Zipfel Weisheit – und dann?

**Angst** – Sie haben Angst vor dem Sterben? Wir haben alle Angst, vor allem Unbekannten. Sehen Sie der Angst ins Gesicht, beschäftigen Sie sich spirituell oder sogar wissenschaftlich mit dem Thema. Zum Beispiel mit den Büchern von Elisabeth Kübler-Ross über würdiges Sterben und Leben. Wenn Sie ein klares Bild vom Sterben haben, fallen Sie die Geister der Angst nicht immer aus dem Dunkel an.

**Lebenswille** – Durch die Beschäftigung mit dem Sterben wächst der Lebenswille umso mehr. Sie werden die Kleinigkeiten des Lebens mehr und mehr genießen. Es ist nicht falsch, jeden Tag so zu leben, als ob es der letzte wäre. Diese Einstellung wünsche ich jedem Menschen, am besten, ohne vorher krank werden zu müssen.

**Natur** – Ihr Körper ist ein Wunderwerk. Aus einem Zellklumpen hat er sich zu dem prächtigen Wesen entwickelt, das Sie heute sind. Vertrauen Sie ihm. Ihr Körper hat immer den Willen zu überleben, wie jede Blume, die ihren Kopf in die Sonne reckt. Natürlich muss Medizin Ihrem Körper helfen, wenn er inzwischen in einer so massiven Schieflage ist. Den Rest erledigt er allein. Helfen Sie ihm dabei, indem Sie ihn nicht weiter blockieren und sich selbst im Weg stehen.

**Vorsorge** – Es ist sehr beruhigend, einen Plan B oder C in der Tasche zu haben, auch wenn man ihn gar nicht braucht. Denken Sie an eine Kreuzfahrt. Auch wenn man nicht davon ausgeht, dass das Schiff untergeht, fühlt man sich bedeutend wohler, wenn man schwimmen kann. Also klären Sie ganz praktisch: Wer versorgt was im Notfall, wie geht alles weiter, eventuell auch ohne Sie? Dabei merken Sie vielleicht wie ich: Die ganze Welt dreht sich weiter, auch ohne Sie.

# 7. Warm up –
## Diagnosechaos und ein Friseurbesuch

Auf dem Weg durch die Krebstherapie muss man vielen Angriffen standhalten: Krankenhausaufenthalt, Verdienstausfall und finanzielle Folgeprobleme sind nur zwei Beispiele. Auch Beziehungskrisen werden durch die Krankheit sichtbar oder stärker, und, und, und … Hier gilt es, einen spielerischen, unverkrampften Weg zu finden. Das nimmt der Krankheit nicht die große Ernsthaftigkeit, es geht hier schließlich nicht um Kinderspiele! Eine Ärztin war einmal heillos entsetzt, als ich ihr sagte: „Es ist kein Kampf! Und wenn Sie all Ihren Patienten sagen, dass sie jetzt kämpfen müssen, schaden Sie ihnen nur."

Sie hat meine Erklärungen nicht verstanden, aber Kampf ist oftmals Krampf; und Verkrampfung hemmt alle unsere Vitalfunktionen, unsere Lebens- und Selbstheilungskäfte.

Die Kunst liegt darin, die gewählte Methode und Therapie als hundertprozentig richtig zu betrachten. Allein schon der Glaube und das Annehmen einer Therapie bringen Heilung, die Placebo-Forschung spricht Bände: Je überzeugender der Arzt das Heilsversprechen vermittelt, desto höher ist der Anteil der anschließend „Geheilten" – obwohl die Tabletten keinen Wirkstoff enthalten. Das Prinzip der Autosuggestion hat der Apotheker Emil Coué schon im vorletzten Jahrhundert entdeckt. Schnell galt er als Wunderheiler, doch er selbst betonte immer: „Ich habe keine Heilkraft, nur Sie selbst!"

Je mehr man an eine Therapie glaubt, umso wirkungsvoller ist sie. Das gilt auch für die Chemotherapie. Das Diagnosechaos am Beginn meiner Behandlung beweist das. Die erste Chemotherapie habe ich innerlich abgelehnt und sie wurde prompt zum Albtraum. Die weiteren Zyklen waren um ein Vielfaches höher dosiert – und dagegen fast ein Spaziergang. Erst zu diesem Zeitpunkt war ich mir sicher: Es ist die richtige Behandlung!

Bis dahin herrschte ein absolutes Kommunikationschaos zwischen der Klinik vor Ort und dem zuständigen Referenzzentrum, das meine Tumorzellen untersuchen und klassifizieren sollte: Die Ärzte verschlampten mein Ergebnis und der anberaumte erste Chemotermin wurde kurzfristig gekippt! Zu diesem Zeitpunkt stand ich das allererste Mal kurz vor einem Nervenzusammenbruch. Ich hatte überhaupt keine Kontrolle mehr, war Willkür und menschlichem Versagen hilflos ausgeliefert. Mit jeder Faser hatte ich mich akribisch auf diesen Starttermin vorbereitet, und alles zerbröselte in Sekunden.

Auf meine Beschwerde beim Oberarzt folgte ein lockeres: „Dann kommen Sie morgen eben einfach vorbei, dann machen wir sicherheitshalber die geplante Chemo, auch wenn es nicht ganz die richtige sein könnte." Ich war sicher, dass es nicht die richtige ist und wies ihn höflich darauf hin, dass es sich dabei nicht um eine Grippeimpfung handelt, die man lässig „sicherheitshalber" machen lässt. Daraufhin bot er mir ein Krisengespräch an.

Inzwischen wählte ich alles mit Bedacht aus, auch meine Kleidung. Es war keine rein äußerliche Inszenierung, sondern die ersten Schritte, um die nötige Achtsamkeit mir gegenüber weiter zu entwickeln: Was brauche ich, was fühle ich, wie drücke ich es aus? Das Zuhören, In-sich-Hineinhören, spielt sich vor dem Handeln ab.

Als ich in der Ambulanz aufkreuzte, sah ich aus, als ob ich in ein Kloster eintreten wollte: Schwarzer Faltenrock, knielang, schwarze Strumpfhose, schwarze Schnürstiefel, weiße Bluse, grauer Strickpullover mit bravem V-Ausschnitt – und eine dunkelgraue Baskenmütze. In meinem Kopf war ich tatsächlich eine ernste Novizin, die sich in allen Punkten vorbereitet hatte. Bewusst kerzengerade – denn äußere Haltung zu bewahren half mir auch innerlich, Haltung zu bewahren und war für mich eine

Art stützendes Korsett. Ansonsten fühlte ich mich nämlich zum Heulen und befürchtete, völlig kopflos zu reagieren.

Ärzte verlieren manchmal den Blick dafür, wie es einem Menschen in dieser Krise geht, das kann man sogar fast verstehen: Für Ärzte ist es Alltag, Zellgifte in Venen laufen zu lassen, Kanülen zu legen, abzuwarten, ob es wirkt oder nicht. Daten, Zahlen, Fakten, Fieberkurven, auf einem Stück Papier. Doch der Patient lebt, hat Angst, Schmerzen, Hoffnung und Panik. Das sollte, darf ein Arzt nie vergessen.

Ärzte lernen weder im Studium noch in der Praxis gezielt den Umgang mit Menschen. Nicht einmal auf Intensivstationen mit einer hohen Sterberate erhalten Ärzte eine psychologische Supervision, eine Selbstverständlichkeit, um mit emotionalen Belastungen fertig zu werden. Die chronische Überlastung von Ärzten tut ihr Übriges: Keinen Busfahrer würde man nach einer 24-Stunden-Schicht auf Menschen loslassen – Ärzte schon. Streiks und Demos an Krankenhäusern sind also längst überfällig, auch Patienten sollten aufstehen und ihre Rechte einfordern.

Man muss Ärzte aus besagten Gründen von Zeit zu Zeit „aufwecken". Ich werde nie den entsetzten Blick dieses Oberarztes vergessen, als ich mitten im Gespräch mit einer beiläufigen Geste die Mütze vom Kopf streifte. Darunter war ich kahl geschoren, ich hatte ihm ja gesagt: „Im Gegensatz zu Ihnen bin ich vorbereitet!"

Ich hoffe, dass er dieses Gespräch nicht so schnell vergessen hat.


Mein Entschluss, mir vor der Chemo eine Glatze scheren zu lassen, war einer der besten und wichtigsten, die ich je getroffen habe. Ich erinnere mich an viele Frauen auf meiner Station, die sich als hilfloses Opfer ihrer Chemo erleben mussten, weil ihnen nach und nach büschelweise die Haare ausfielen. Die meisten wurden von Albträumen geplagt, in denen sie an Haaren erstickten, und sahen irgendwann tatsächlich aus wie gerupfte Vögelchen, die gerade aus dem Nest gefallen sind.

Für jede Frau sind Haare etwas ganz Besonderes: ein sexueller Schlüsselreiz und unumstrittenes Schönheitsmerkmal. Jeder misslungene Friseurtermin kann frau leicht in eine tiefe Krise stürzen, wie also erst der erzwungene Verlust dieses „Körperteils", der „Schönheit"?

Ich persönlich fand meine Glatze letztlich ganz schick, ich sah fast ein bisschen so aus wie Sinead O'Connor, die punkige, irische Sängerin der achtziger Jahre. Und ich war vor allem eins – schneller! Schneller als die Chemo, und dadurch kein Opfer. Das war wohl am wichtigsten.

Ich fand mich nie richtig hässlich in der Chemozeit, habe aber auch mit einigen kleinen Tricks immer wieder nachgeholfen. Es gehörte einfach zu meinem Ritual, mich schick und frisch anzuziehen – auch wenn ich später kreislaufschwach fünf Anläufe ins Bad brauchte: Ein dezentes Make-up, rosenfrisch, ein feiner Kajalhauch um wimpernlose Augenlider und ein zartes Lippenrosa wirken Wunder. Ich war krank, das konnte und wollte ich gar nicht leugnen, aber ich musste ja nicht zwingend so aussehen. Jeden Morgen nach meiner Verwandlung musste ich schmunzeln, „Na, geht doch", und es ging mir gleich fünf Ecken besser. Auch wer in mein Zimmer kam, sagte immer: „Du siehst aus wie das blühende Leben."

Natürlich war mein Make-up für mich manchmal auch eine Art Maske. Doch das ist in diesem Fall völlig in Ordnung und legitim. Wer ein halbes Jahr ohne einen Funken Intimsphäre in einem Zweibettzimmer wohnt und jedem x-beliebigen, fremden Arzt wahlweise entblößte Körperteile präsentieren muss, der braucht manchmal auch eine kleine Maske, hinter der er sich verstecken darf. Ich war vorher immer ein kompromissloser, öffentlicher Bühnenmensch. Erst jetzt lernte ich, mich ab und zu auch mal zu verstecken.

Viele Ärzte kamen richtig ins Schleudern, dass ich schon bei der ersten Chemo und den weiteren Untersuchungen ohne Haare auftauchte. Das hatten sie noch nie erlebt. Es wundert mich, dass diesen Schritt nicht viele tun. Es ist so viel leichter als zu warten. Sogar meine Perücken hatte ich mir lange vorher ausgesucht.

Zuerst wollte ich überhaupt keinen „Haarersatz", eine schreckliche Vorstellung, so eine Prothese auf dem Kopf zu haben. Glatze fand ich in Ordnung, darauf noch ein cooles Piratentuch, so würde ich durchkommen.

Mein Hausarzt Gerhard warnte mich: „Jetzt findest du das noch nicht so schlimm, aber wenn es dir gar nicht gut geht, willst du mal deine Ruhe haben und eben nicht, dass alle Leute dich anstarren." Das leuchtete mir ein, vielleicht sollte ich es mir zur Sicherheit noch einmal überlegen? Dann fiel mir ein, dass ich immer edle, glatte, schwarze Haare haben wollte, was mit meiner Lockenmähne nie möglich war.

Endlich glatte Haare, motivierte ich mich. Ich hatte ein gutes Perückenstudio gefunden, die Inhaberin war sehr sensibel und vorsichtig und hatte nichts Miefiges, Angestaubtes, wie ich es in einem solchen Geschäft erwartet hätte. Der Weg ins Studio war fast euphorisch, das Vorgespräch scherzend – doch als ich meine neue Frisur dann das erste Mal aufprobieren sollte, kamen mir doch die Tränen. Das war kein Spiel mehr. Die Frau war krisenerprobt und half mir mutig über die Tränen hinweg. Langsam aber sicher wurde das Aufprobieren verschiedenster Perücken in allen Farben fast wieder zum Rollenspiel, das Spaß machte. Und schließlich hatte ich jetzt die Freiheit, ganz alleine zu bestimmen, wie ich aussehen wollte! Am liebsten wie Audrey Tautou in „Die fabelhafte Welt der Amélie". Meine neuen Haare waren wie gewünscht: glänzend, glatt, kinnlang und schwarz.

Zum Spaß wollte ich noch eine Perücke aus dem Schaufenster ausprobieren.

Lang bis tief in den Rücken, flammendes Rot, fransig ins Gesicht geschnitten und die Spitzen hellorange getönt. Ein Irrsinn, und pure Unvernunft, genau das Richtige in diesem Moment. Also leistete ich mir gleich zwei „Accessoires" in Schwarz und Rot und ließ die rote gleich auf. Jetzt musste ich sie ja noch nicht tragen, ich konnte, wenn ich wollte. Dieses Spiel habe ich noch ein paar Mal wiederholt, so dass meine Freunde ganz durcheinander kamen, ob ich noch eigene Haare hätte oder nicht.

Auch der frühe Perückenkauf war eine kluge Entscheidung, was ich damals noch nicht wissen konnte. Viele kaufen erst später, in der Klinik und der großen Not des Haarausfalls, einen zotteligen Wischmop bei irgendeinem fliegenden Perückenhändler. „Helga" heißt der Verkaufsschlager und so sieht man die meisten Frauen in stumpfem, gesträhntem Blond und Kurzhaar-Einheitsschnitt über die Gänge schleichen.

Ich gebe zu: Als ich zum Friseur ging, war es ein beklemmendes Gefühl, als die Schermaschine ansetzte. Zum Spaß rasierte mir meine Friseurin zuerst einen Irokesenschnitt und wir mussten beide lachen. Als der letzte Streifen fiel, war ich den Tränen nahe, aber es war ja auch ein ernstzunehmender Abschied.

Meine Haare habe ich die ganze Therapie über in einer schönen Papierschachtel aufbewahrt, bis ich die richtige Gelegenheit fand, sie ganz zu „verabschieden". Kurz nachdem meine Therapie beendet war, habe ich sie mit all meinen schlechten Erinnerungen an diese Zeit auf den Weg geschickt, in einem Fluss, ins Meer, wo sie sich auflösen konnten. Jetzt war Platz für neue Haare und neue Hoffnungen.

## Tipps und Anregungen für Betroffene

### Kontrolle, Würde und Schönheit bewahren

Rückmeldung – Sagen Sie den Ärzten, wenn es Ihnen nicht gefällt, wie sie mit Ihnen umgehen. Versuchen Sie dabei immer sachlich zu bleiben, aber machen Sie den Ärzten klar, dass auch Sie Gefühle haben.

**Imagination** – Lernen Sie, innere Bilder und Ihre Phantasie zu nutzen und zu schulen. Jede Art von Visualisierung und Meditation ist dazu geeignet. Es gibt viele gute CDs, die geführte Visualisierungen anbieten.

**Haarverlust** – Dieser ist für Frauen sicher schlimmer als für Männer. Lassen Sie sich die Haare ganz kurz abschneiden oder, wenn Sie mutig genug sind, sogar ratzekahl scheren. Dieser Schritt kostet Überwindung, aber so bleiben Sie aktiv und reagieren nicht nur passiv auf die Nebenwirkungen der Chemotherapie!

Spätestens wenn die Haare ausfallen, sollten Sie nicht länger warten. Auf jeder Station gibt es Haarschneidemaschinen. Bitten Sie jemanden, Ihnen zu helfen. Es wird Ihnen zum Heulen sein, aber nichts ist schlimmer als einen löchrigen Flusenteppich auf dem Kopf zu behalten, wo früher einmal schöne Haare waren.

**Rituale** – Entsorgen Sie Ihre Haare nicht im Müll, das erscheint Ihnen zu Recht zu lieblos. Bewahren Sie sie in einer schönen Schachtel auf und verabschieden Sie sie gebührlich. Wie, bleibt Ihnen überlassen.

**Perückenwahl** – Suchen Sie sich schon vorher eine schöne Perücke aus. Sie haben freie Auswahl. Endlich Locken? Endlich glatte Haare? Es gibt wunderschöne Echthaarperücken, die haben zwar ihren Preis, aber wenn es irgendwie geht, dann gönnen Sie sich das. Sparen können Sie woanders, aber nicht mehr an sich. Betrachten Sie Ihre Perücke als Freiheit und Accessoire, nicht nur als Prothese.

**Intimsphäre** – Man kann ohne Haare sehr schön und würdevoll aussehen. Aber eine Glatze ist etwas sehr Intimes. Man fühlt sich oft nackt ohne Haare. Werden Sie sensibel für Ihre Bedürfnisse und schützen Sie Ihre Intimsphäre. Außerdem: Mit Glatze ist es einfach zu kalt! Eine Alternative zum Kopftuch sind weiche Jersey-Schläuche mit coolen Mustern, eigentlich Trekking-Schals. Sie eignen sich super für den Alltagsgebrauch und sind bequemer und einfacher zu drapieren als Stoffschals.

**Körperpflege** – Achten Sie liebevoll auf Ihr Äußeres und widmen Sie sich ausgiebig der Körperpflege: Ein duftendes Duschgel, eine tolle Lotion bewirken kleine Wunder. Massieren Sie im Bett immer wieder mal Ihre Füße. Cremen Sie sich ein, die Haut ist sowieso extrem trocken durch Chemo und Bestrahlungen.

**Aussehen** – Ein zartes Make-up und Sie und die Welt sehen schon wieder anders aus. Schminken Sie sich liebevoll und nicht aus der Motivation: „Oh Gott, das muss man ja zuschmieren, so wie ich gerade aussehe." Auch Männer sollten und dürfen sich pflegen. Das erscheint vielen noch immer ungewöhnlich.

**Kleider machen Leute** – Ziehen Sie sich etwas Schönes an, der Schlabber-Jogging-Look in Krankenhäusern macht auf die Dauer genauso schlabberig. Wenn Sie einen Spaziergang machen, warum nicht in schöner, normaler Kleidung? So sind Sie dem normalen Leben schon wieder etwas näher. Mein Motto war immer: Wer laufen kann, kann sich auch anziehen.

# 8. Fehlstart –
## die erste Chemo

Ich wollte die erste ambulante Chemotherapie nicht und meine innere Stimme sollte mit ihrer Abwehr Recht behalten. Noch war ich aber nicht in der Lage, ihr hundertprozentig zu vertrauen. Sicher ist sicher, lautete die Empfehlung zur ersten Chemo nach dem so genannten CHOP-Protokoll. Widerwillig stimmte ich zu, traute mich nicht zur gefühlsmäßigen Gegenwehr. Was, wenn der Tumor „explodiert", denn so stellte ich es mir nach den Schilderungen der Ärzte vor.

Am ersten Tag erfolgte das Warm up: Ich bekam den Antikörper Rituximab. Er ist relativ neu auf dem Markt und wird momentan noch in verschiedenen Studien erforscht.

Wie jeder andere Patient erfuhr auch ich in der Patientenaufklärung, dass Rituximab aus Mäusen gewonnen wird. Die monoklonalen (halb Maus, halb Mensch) Antikörper docken an die Krebszellen an und markieren sie für das eigene Immunsystem. Sie machen sie sichtbar, so dass die Fresszellen sie wiedererkennen und vernichten. Rituximab sollte mein Lieblingsmedikament bleiben, weshalb sicherlich alle Infusionen komplikationslos und völlig ohne Nebenwirkungen in meinen Körper liefen.

Normalerweise rechnen die Ärzte mit allergischen Reaktionen wie Fieber und Schüttelfrost, bis hin zum anaphylaktischen, allergischen Schock. Alle paar Minuten werden Blutdruck und Temperatur kontrolliert. Ich war mir zu hundert Prozent sicher, ich brauche das nicht, auch nicht die Paracetamol-Tablette gegen das erwartete Fieber. „Ich werde kein Fieber bekommen", weigerte ich mich, die Tablette zu nehmen. Erster Punktabzug auf der Beliebtheitsskala, erster Bonuspunkt in der Einteilung „seltsamer Patient".

Meine Begründung klingt skurril und für ein rational geschultes Ärzteohr sicher komplett durchgeknallt: „Ich mag Mäuse, deshalb ist mir das Medikament sympathisch. Außerdem habe ich mich bei ihnen dafür bedankt, dass sie für mich gestorben sind." Ich nehme es den Ärzten nicht übel, mich für ein wenig seltsam zu halten. Aber mir erschien es nach meinen neu erlernten Qi-Gong-Regeln wichtig, mich bei den Mäusen zu bedanken. Respekt zu haben vor der Schöpfung heißt, diesen Wesen große Achtung entgegenzubringen. Es war das Minimum, dass ich das jetzt würdigte, denn schließlich haben diese Mäuse für mich ihr Leben gegeben – unfreiwillig.

Ich bekam tatsächlich kein Fieber, es ging mir immer gut, während und nach den Infusionen, und ich war mir auch in Sachen Wirksamkeit sehr sicher. Die Ärzte und Pfleger waren erstaunt, dass ich tatsächlich null Reaktionen zeigte. Dass es hauptsächlich an meiner Einstellung zum Medikament liegen könnte, wollte mir niemand glauben. Ich hingegen bin davon überzeugt, dass die meisten Patienten aus rein psychischen Ursachen auf Rituximab allergisch reagieren.

Die Ärzte legen in der Patientenaufklärung den Schwerpunkt auf: „Das ist ein Antikörper, der aus Mäusen gewonnen wird." Ich hatte den Eindruck, das finden sie eigentlich selbst etwas eklig und mit einem wohligen Schaudern erzählen sie es deshalb so gern. Ich persönlich kenne nicht viele Menschen, die Mäuse süß, nett und kuschelig finden. Deshalb scheint es mir umso logischer, dass die meisten Menschen allergisch reagieren, wenn sie sich bildlich vorstellen, dass ihnen „Mäuse-Antikörper" ins Blut fließen.

Mit den Chemotherapeutika verhält es sich genauso. Es gleicht fast einer Körperverletzung, in den Aufklärungsunterlagen, die jeder Patient unterschreiben muss, nur Nebenwirkungen aufzuzählen – aber keine einzige positive Wirkungsweise. Es ist doch verständlich, dass man nur auf die schlimmen Nebenwirkungen wartet und diese dann sehr wahrscheinlich auch bekommt, solange man die positive Wirkung gar nicht kennt.

Aufklärungsunterlagen sollten ganz anders aufgebaut sein: Zuerst die positive Wirkung, dann mögliche Nebenwirkungen, und zum Schluss noch einmal ganz klar der Nutzen, den der Patient wahrscheinlich von dem Medikament haben wird.

Die seriöse Placebo-Forschung weiß genau, dass die Wirkung eines Medikaments zu einem Großteil auf der Überzeugung des Patienten beruht. Warum das kein Mensch bei der Formulierung der Aufklärungsunterlagen beachtet, ist mir ein Rätsel. Vielleicht liegt es daran, dass Psychologen und Ärzte immer noch wortlos nebeneinander her arbeiten. Es reicht schon, in einem medizinischen Lexikon zu blättern, unter dem Stichwort „Psyche" findet man lediglich den Eintrag: „die Seele, als Gegensatz zum Soma (Körper)". Solange Medizinstudenten in diesem Dogma großgezogen werden, sind wir von ganzheitlicher Medizin leider noch meilenweit entfernt.

Als ich verstanden hatte, dass ich mir selbst klar machen musste, wie die Chemotherapie für mich positiv wirkt, begann ich die Ärzte ein wenig zu plagen und zu löchern. Ich wollte alles ganz genau wissen, über jede einzelne Substanz: Woher kommt sie? Wie wirkt sie? Die einzige Antwort, die ich herauspressen konnte, war: „Na das wirkt alles ungefähr gleich, zerstört die Zellen, die gerade in Teilung sind." Und ich befürchte sehr, dass hinter dieser Erklärung nicht nur Unwillen steckte, sondern leider auch Unwissen. Nicht einmal die Herkunft der Substanzen konnte oder wollte man mir erklären.

Am Tag zwei wurde es ernst. Jetzt kamen die harten Medikamente. Schon die Kanüle war ein Alptraum, nicht nur wegen meiner Nadelphobie. Auf zwei Stühlen nebeneinander wurden Patienten Nadeln verpasst, direkt gegenüber hinter einem Vorhang eine Rückenmarkspunktion durchgeführt. Für einen Arzt Alltag, für mich als „Neuling" Zustände, wie ich sie mir in einem Feldlazarett vorstellte. In einem kleinen Wartezimmer saßen Menschen dicht gedrängt, Ellenbogen an Ellenbogen, mit Infusionsständern vor sich. Die Luft war stickig, die Stimmung düster.

Ein Bett war nicht mehr frei. Ich sollte im Wartezimmer meine erste Chemo bekommen? Da würde ich mich nicht dazusetzen. Das war mir zu intim. Meine Gefühlswelt fuhr gerade Achterbahn. Ich wollte meine Ruhe haben, schnappte mir einen Holzschemel und schob meinen Infusionsständer in den Gang, an ein Fenster. Woraufhin mir eine Ärztin doch noch ein Bett besorgte. Ich war dankbar, denn so konnte ich mich ordentlich vergraben und einkuscheln. Zeit für äußere Haltung sollte ich später wieder genügend haben. Nicht jetzt. Beim ersten Mal.

Während die Infusionen liefen, war alles noch in bester Ordnung. Auch die einzelne Spritze mit der leuchtend roten Flüssigkeit, Doxorubicin, fühlte sich in Ordnung an. Auch wenn die Ärztin erklärte: „Dass muss ich jetzt ganz vorsichtig spritzen, sagen Sie bitte sofort, wenn es weh tut. Denn wenn da was daneben läuft, zerfrisst das sofort das Gewebe. Die Venen sind innen robuster, da passiert nix."

Höllenmedizin? Heißt das, den Teufel mit dem Beelzebub austreiben? Ich versuchte tunlichst, nicht in Panik auszubrechen. Ich war willens zu glauben, aber ich zweifelte ja schon an der Diagnose.

Die ersten drei Stunden zuhause waren erstaunlich neutral. Ich begann innerlich schon zu jubeln und mir wieder auf die Schulter zu klopfen, wie locker ich das wegstecke. Und dann – begann ich mich innerlich aufzulösen. Nichts mehr hatte ich unter Kontrolle. Es fing an zu kribbeln, das heiße Vibrieren schien sich von den Nerven im Rückenmark über den ganzen Körper zu verbreiten. Ich war tatsächlich bis ins Mark getroffen. Gleichzeitig wurde mir schlecht, wie in meinem ganzen Leben nicht. Ich hatte es mir vorher gemütlich im Wohnzimmer eingerichtet, extra noch einen großen dicken Kuschelteppich gekauft. Jetzt schaffte ich es von der Toilette gerade noch ins Schlafzimmer und wieder zurück. Mein Gehirn fühlte sich an wie ein Ameisenhaufen. Ich bildete mir ein zu spüren, wie die Gifte jede einzelne Zelle angriffen. Panik machte sich breit, schließlich sollte ich viel trinken und das

Nierenschutzmedikament pünktlich einnehmen, sonst könnten die Nieren einen ernsthaften Schaden nehmen. Doch an Trinken war nicht zu denken. Jeder Schluck Wasser bahnte sich sofort seinen Weg retour.

Mit einem solchen Supergau hatte ich nicht gerechnet. Ich hatte viel gelesen, theoretisch war ich vorbereitet, aber keiner hat mir je geschildert, wie es sich anfühlen kann und vor allem, was ich dann tun soll. Das Schlimmste war, damit ganz alleine zu sein. Das erste Mal! Und kein Arzt erreichbar. Ich fühlte mich völlig hilflos, mir schwammen alle Felle davon und ich gleich mit.

Gegen ein Uhr morgens rief ich den Notarzt an. Mir war klar, ich brauchte dringend Flüssigkeit und auf normalem Weg würde ich keine in mich hineinbekommen.

Also mit dem Krankenwagen wieder zurück in die Klinik. Notaufnahme. Und fünf Minuten später schon der Entschluss, diesen Fehler nie wieder zu begehen: Ich lag alleine abgestellt zwischen einem „Suizidversuch" und einem ungeklärten „Magen-Darm-Infekt" auf dem Gang, anders betitelten die Ärzte ihre Patienten nicht. Eine Schwester gab mir einen Mundschutz, ich müsste ja aufpassen, dass ich mich nicht anstecke, mein Immunsystem wäre ja demnächst ganz im Keller. Meine Bitte, mir einfach eine Kochsalzlösung anzuhängen und mich auf die Station zu schieben, mehr bräuchte ich nicht, wurde überhört. Nein, nein, man müsste mich gründlich untersuchen. Nach eineinhalb Stunden rammt mir ein milchgesichtiger, müder Arzt fünfmal vergebens eine Kanüle in den Handrücken. Endlich sitzt sie doch. Ich solle noch zum Röntgen. Wieso? „Weil wir das immer machen." Da war ich schon zu erschöpft, um mich zu wehren. Später wurde ich auf die Notaufnahmestation gefahren. Die Kochsalzlösung lief und ich war froh, in diesem Auflösungszustand nicht mehr alleine zu sein. Ein Klo gab es auf dem Zimmer nicht, die Toilette auf dem Gang machte geruchstechnisch jedem Bahnhofsklo Konkurrenz. Mit der aufkeimenden Bakterienangst ein blanker Albtraum. Schließlich bekam ich einen Klostuhl aufs

Zimmer und schlief neben ihm ein – um mit starken Kopfschmerzen wieder aufzuwachen.

Als die Visite kam, wunderte ich mich, dass der blasse Arzt aus dem Nachtdienst immer noch auf den Beinen war. Alles in Ordnung, meinte er nur, ich könnte wieder nach Hause gehen. Konnte ich? Ich wusste nicht mehr, was ich konnte und was nicht. Die nächsten zwei Wochen verbrachte ich wie gelähmt. Erstarrt. Diesem Zustand ausgeliefert. Die Übelkeit wurde besser, das flirrende Gefühl in den Nerven blieb. Essen wurde zur Tortur. Die Geschmacksnerven waren so überreizt, dass jeder Bissen im Mund stechende Schmerzen bis ins Hirn hochjagte. Schmecken konnte ich sowieso nichts mehr richtig. Taubheit und Schmerz gleichzeitig. Wie ein Schlafwandler ging ich mit meinen Hunden spazieren. Schritt für Schritt. Wie in Trance, aber wenigstens in Bewegung, was vieles leichter machte und mir vielleicht immer wieder ein Stück weit das Leben rettete.

Einen Tag lang hatte ich die Anweisung der Ärztin befolgt: Hunde haben strengstes Schlafzimmer- und Kontaktverbot, außer es wären „saubere" Hunde. Was sind bitteschön saubere Hunde?, fragte ich zurück. Ihre Freundin beispielsweise würde ihren Hund jeden Tag duschen, das wäre ein sauberer Hund. Meiner Ansicht nach ist das dann leider kein Hund mehr, sondern eine bemitleidenswerte Kreatur. Ich habe normale, normal dreckige Hunde. Also lagen sie erstmal einen Tag jammernd und fiepend vor meiner Schlafzimmertür. Ich war einsam und abgeschottet. Durch die geschlossene Tür hatte ich keinerlei Kontakt mehr zur Außenwelt. Also beschloss ich: Die Tür bleibt auf! Momo, ein kleiner zotteliger Pudel sprang sofort in meinen Arm. Mein Collie Rusty legte sich neben das Bett und blieb konsequent da liegen.

Immer wenn ich später zu Hause war, gaben mir die beiden soviel innere Kraft, dass ich wohl sämtliche hundetypischen Bakterien gut verkraften konnte. Ob es nun Glück war oder nicht, weiß ich nicht. Jedenfalls hatte ich in der gesamten Chemozeit kaum Infektionen, trotz Hunden, Stall und nicht steriler Lebensweise. Dafür bekam ich viel frische Luft, denn Rusty und Momo trieben mich täglich ins Freie. Sonst wäre ich sehr wahrscheinlich während dem ersten Zyklus in meiner Sofaecke festgewachsen, eingegraben unter vielen Fleecedecken. Mir war ständig kalt, ich war nur noch ein Häuflein Elend.

Dieser Zustand dauerte fast zwei Wochen, dann wurde es besser. Tag für Tag. Das war gut, denn in einer Woche sollte bereits der nächste Chemozyklus folgen. Und noch immer wartete ich auf das Ergebnis des Referenzzentrums. Keiner fühlte sich zuständig oder man schob die Verantwortung auf den nächsten Arzt, der gerade keinen Dienst hatte.

Erst jetzt rief ich direkt im Büro des Klinikleiters an. Ja, der Herr Professor würde sich darum kümmern, ja sicher. Nicht einmal daran glaubte ich mehr. Zwei Stunden später war das Ergebnis per Fax da: Burkitt-Lymphom!

## Tipps und Anregungen für Betroffene

### Wie Sie klassische Fehler eines Chemo-Frischlings vermeiden

**Back-up** – Klären Sie eindeutig, wer für Sie in Krisensituationen zuständig ist! Verlassen Sie sich nicht darauf, dass schon alles gut gehen wird. Im schlimmsten Fall landen Sie, wie ich, mit dem Krankenwagen in der Notaufnahme. Das kann schnell zum Albtraum werden. Am besten haben Sie für die ersten Tage die Zusicherung und die Telefonnummer Ihres Hausarztes in der Tasche, der im Notfall zu jeder Tages- und Nachtzeit kommen kann.

**Anti-Emetika** – Stellen Sie sicher, dass Sie wirklich genügend Mittel gegen das Erbrechen bekommen. Fragen Sie lieber einmal zuviel als einmal zu wenig.

Lassen Sie sich auf jeden Fall ein hochwirksames Mittel wie z. B. Zofran mit nach Hause geben. Und lassen Sie sich nicht mit

Mitteln gegen normale Übelkeit abspeisen. Die helfen vielleicht nach einem zu fetten Schnitzel, aber nicht nach einer Chemo.

**Startschuss** – Bereiten Sie sich mental gut auf Ihre erste Chemo vor. Geht terminlich etwas schief, nehmen Sie sich wieder genügend Zeit. Denn Sie vertragen die Chemotherapie nur dann gut, wenn Sie auch wirklich mit der Therapieform einig sind.

**Rahmenbedingungen** – Wenn es Ihnen, wie mir, unangenehm ist, Ihre Infusionen öffentlich im Wartezimmer oder auf dem Gang zu bekommen, können Sie es ablehnen. Fragen Sie konkret nach, ob man Ihnen nicht ein Bett zur Verfügung stellen kann und machen Sie ganz deutlich, dass Sie das brauchen!

**Trinken** – Sie sollten während und nach einer Chemotherapie ausreichend trinken, da die Medikamente sonst die Nieren schädigen können. Stilles Mineralwasser eignet sich besser als solches mit Kohlensäure, da letzteres leicht die Übelkeit verschlimmern kann.

**Rückzugsmöglichkeit** – Schaffen Sie sich zu Hause einen Platz, an dem Sie ganz ungestört sind. Oft will man sich vor Kindern oder dem Partner nicht zeigen, wenn es einem schlecht geht, oder man einfach seine Ruhe braucht. Schaffen Sie sich ein gemütliches Plätzchen, an dem Sie sich geborgen fühlen.

**Ablenkung** – Ausnahmsweise ist gezielte Ablenkung rundum erlaubt. Wer nämlich wirklich mit Übelkeit und größeren Beschwerden kämpft, ist froh, wenn er abgelenkt wird und diese nicht mehr so drastisch spürt. Nur absolute Meister der Meditation und Entspannungstechnik würden es jetzt sofort schaffen, darin Linderung zu finden. Sie schaffen das auch irgendwann, aber eben nicht auf Knopfdruck.

# 9. Check in –
## das Glück heißt Katrin

Es gibt Situationen, in denen ich es mehr genossen habe, Recht zu behalten als dieses Mal, als sich meine vorläufige Selbstdiagnose doch noch bestätigte.

Wenigstens meine innere Stimme war jetzt beruhigt. Endlich die richtige Diagnose. Nun konnte auch die richtige Therapie zum Einsatz kommen. Das bedeutete allerdings: Höchstdosis! Stationäre Therapie, mindestens sechs Monate, eventuell Stammzelltransplantation.

Das noch größere Entsetzen: Sie könnten mir nicht genau sagen, wann ich „einchecken" könnte. „Sie müssen halt warten, bis ein Platz frei wird. Rufen Sie am Montag oder Dienstag wieder an, dann können wir sagen, ob Sie kommen können oder nicht. Ja sicher, eilig ist es schon."

Mir blieb die Luft weg. Das fing ja gut an und dabei stand ich doch noch ganz am Anfang, war noch nicht mal drin! Das Warten auf den nächsten freien Platz auf der Hämatologie-Station war anstrengend, mein Hausarzt blass um die Nase. „Burkitt? Na ja, dann wissen wir wenigstens genau, mit was wir es zu tun haben. Es ist besser, den Gegner zu kennen. Das heißt jetzt aber volle Palette, alles was geht. Hart, aber nicht aussichtslos. Dann räumen wir gleich richtig auf."

Gegner? Kampf? Dieser Standpunkt sollte mich noch lange beschäftigen und gefiel mir von Anfang an nicht. Meine beste Freundin und Kollegin war früher einmal Intensivkrankenschwester, ihr Mann Internist. Die beiden wurden meine konspirativen Informanten und begannen, mir ebenfalls Schreckensszenarien auszumalen: Hochdosis, Isolation unterm Sauerstoffzelt. Kein Kontakt mehr zur Außenwelt. Sehr wahrscheinlich dürfte ich nicht mal mehr meine Tochter sehen. Aber dafür hätte ich ganz gute Heilungschancen.

Fieberhaft begann ich im Internet und in meinen Büchern nach Statistiken zu suchen. Stadieneinteilung. Überlebenszeiten. Auf Rat eines guten Freundes und Arztes habe ich mich selbst sehr schnell von diesen Spekulationen verabschiedet. Ein Arzt in Lateinamerika oder Indien würde einen Patienten niemals mit Statistik konfrontieren. Dort ist es in der medizinischen Kultur vielmehr üblich, nur den individuellen Einzelfall zu betrachten und persönliche Entwicklungschancen mit einzubeziehen und einzukalkulieren. Uns Nordeuropäer regieren oft nackte Zahlen und klar definierte Standardprotokolle. Und was ist mit dem Faktor Glück, eng verwandt mit Glaube, Liebe und Hoffnung?

Das Glück war schon zum damaligen Zeitpunkt auf meiner Seite. Nach dem Wochenende war ein Platz frei.

Mit meinem kleinen Koffer, den ich sonst für 3-Tages-Geschäftsreisen benutzte, hielt ich Einzug in meine neue Heimat. Denn das sollte die Klinik für die nächsten Monate werden. Richtig bewusst war mir das allerdings noch nicht, als ich in den neuen Containeranbau marschierte und mein Zimmer zugewiesen bekam. Alles hell, wenn auch kühl und funktionell. Vor dem Zimmer direkt die Sitzecke mit blauen Polsterstühlen, die Kaffeemaschine. Daneben ein kostenloses Internet-Terminal.

Unterschwellig weigert man sich zunächst, zu akzeptieren, dass man hier nun wohnen soll. Dann lernte ich meine erste Zimmergenossin Katrin kennen. Einundzwanzig Jahre alt. Leukämie. Fröhlich strahlend saß sie mit einem rosafarbenen Turban in ihrem Bett. Und stürzte mich bei unserem ersten Smalltalk unabsichtlich kopfüber in die Realität, als ich sie beiläufig fragte: „Wie lange bist du denn schon hier?" „Seit August." Inzwischen war es März. Acht Monate?!?! Erst in diesem Augenblick wurde mir bewusst, wie ernst die Lage tatsächlich war! Das würde nicht ruckzuck erledigt sein.

Katrin war das Beste, was mir passieren konnte, zum Glück sollten wir in den nächsten Monaten noch oft das Zimmer teilen. Sie, als alter Hase im Klinikgeschäft, half mir über die ersten Wochen, weihte mich in alle Tricks ein, die das Leben in der Klinik etwas leichter machen. Und wir hatten viel Spaß zusammen. Außerdem hatten wir eine ähnliche Vorstellung von Intimsphäre und jede respektierte den persönlichen Bereich der anderen. Ich habe leider zwangsweise noch viele nackte Pobacken gesehen, die mir unverblümt und unverhüllt aus dem Bett gegenüber entgegenstrahlten. Diese erzwungene, schamlose Nähe fand ich in dieser ganzen Zeit mit am schlimmsten. Mit Katrin war das anders.

Langsam tastete ich mich in den Klinikalltag vor. Mein erster hartnäckig ausgefochtener Kampf galt einem so genannten „Port". Das ist eine Titankammer mit dünner Silikonmembran, die unter die Haut am Schlüsselbein implantiert wird und über die alle Infusionen und Blutentnahmen laufen können, wie am Zapfhahn einer Tankstelle. Ein winziger Schlauch führt von dieser Portkammer direkt in die obere Hohlvene über dem Herz. Die Nadel muss nur alle acht Tage gewechselt werden und auch das ist nur ein kleiner Pieks durch die Membran des Ports und die darüber liegende Hautschicht. Die genialste Erfindung, seit es Chemo gibt!

In der ambulanten Tagesklinik hatte man mir so ein System schon angeboten. Damals fand ich es unvorstellbar, mir so einen Fremdkörper einpflanzen zu lassen. Jetzt konnte ich bei Katrin jeden Morgen live beobachten, wie man ihr bequem und völlig schmerzfrei Blut aus ihrem Portanschluss zapfte, während mir täglich die Arme zerstochen wurden. Gleichzeitig sah ich andere Patienten mit langen dünnen Schläuchen, die aus der Halsvene baumelten. Eine absolute Horrorvorstellung für mich: Ich könnte mich damit weder hinlegen noch waschen noch im Spiegel anschauen. Ich wusste genau, was ich wollte – genau so einen Port wie Katrin!

Doch die Ärzte haben ihn mir zuerst glatt verweigert und

wollten mir sofort einen Zentralen Venenkatheter (kurz ZVK) in die Halsvene legen. So ein ZVK ist vor allem bequemer und einfacher für die Pfleger, weil man mehrere Medikamente unbedenklich gleichzeitig „laufen" lassen kann. Ein ZVK ist auch praktisch für die angehenden Intensiv-Mediziner, weil man so in Ruhe und ohne Notfalldruck an Krebspatienten üben kann. Doch er ist ein Albtraum für die Patienten, weil sie so stundenlanges Übungsgestochere ertragen müssen und außerdem ein hohes Infektionsrisiko tragen. Kommt später während der Immunschwäche Fieber auf, wird sicherheitshalber immer zuerst die Kanüle aus der Halsvene gezogen – und wieder frisch verlegt!

Die Karriere eines Chemopatienten verläuft meistens nach einem klaren Schema. Erst werden Kanülen in den Arm- und letztlich sogar in den Beinvenen gelegt. Sind diese Venen durch Thrombosen verschlossen, werden zentrale Venen-Katheter im Hals platziert. Sind auch diese Venen geschädigt, wird am Ende oft doch noch ein Portsystem implantiert. Dieses Procedere kann zumindest nicht kostengünstiger sein als gleich auf dieses moderne System zu setzen.

Mein Kampf hat zwei ganze Tage gedauert, meine Triebfeder war blanke Panik vor dem Halskatheter. Wild entschlossen marschierte ich in die Chirurgie und ließ mir dort bestätigen, dass sich das Portsystem exakt für meine Therapie eignet. Den ZVK habe ich schlichtweg abgelehnt.

Letztes Argument der Ärzte: Die Portimplantation würde den Therapiebeginn verzögern und es wäre ja bei meiner Diagnose wirklich dringend. Mein Trumpf dagegen: „Wenn Sie schriftlich die Verantwortung für die Diagnoseverschleppung der letzten acht Wochen übernehmen, übernehme ich die gesamte Verantwortung für die weiteren drei Tage."

Daraufhin bekam ich wortlos meinen Termin im ambulanten Operationszentrum – und damit ein Wiedersehen mit meinem Vertrauensarzt, der mich an Silvester vor der Notoperation das erste Mal untersucht hatte.

Mein Selbstvertrauen begann zu wachsen. Ich war zu hundert Prozent sicher, die richtige Entscheidung getroffen zu haben, Information und Intuition waren deckungsgleich und deshalb freute ich mich sogar auf den Operationstermin. Ich wollte es ja so.

Am nächsten Tag sollte ich mit meinem Bett abgeholt werden. Aber warum im Bett? Ich hatte doch nichts an den Beinen? „Solange ich gehen kann, will ich gehen!", sagte ich dem Pfleger. Er müsse das Bett aber mitnehmen, das wäre immer so, antwortete er mir. Konnte er ja, ich ging einfach hinterher. Mein Silvester-Arzt und die anwesende Schwester, sie hieß Schwester Jolanda, waren ein wahres Vergnügen. Ich hatte in dieser unterkühlten Welt wieder seltene, herzliche Menschen gefunden und blickte dem Eingriff gelassen entgegen.

Unter lokaler Betäubung wurde zuerst Gewebe elektrisch herausgebrannt, um Platz für die Portkammer zu schaffen. Das riecht wie beim Hufschmied während dem Aufbrennen der Eisen, erzeugt schmatzend-schmurgelnde Geräusche, und der Strom lässt den Brustmuskel unangenehm zucken. Doch alles war schnell vorbei und die Wunde wurde sauber vernäht. In vollstem Vertrauen hätte ich dieses Team wahrscheinlich fast überall an mir herumschnipseln lassen. Was mir wieder einmal bestätigte, eben nicht generell hysterisch und hypersensibel zu reagieren.

Nach einer kurzen Ruhepause lief ich zurück auf meine Station. Mit dem operierenden Chirurgen hatte ich abgesprochen, den Port idealerweise erst in zwei bis drei Tagen anzustechen, weil sich dadurch die Infektionsgefahr deutlich vermindert. Auch das habe ich durchgesetzt, indem ich freundlich aber bestimmt darum gebeten habe. Meine Krankheit, mein Port, meine Verantwortung.

Bevor es richtig losging, gönnte ich mir noch das komplette Wochenende zur Regeneration und Akklimatisation. Und ging somit gelassen und gut vorbereitet in die diesmal hoch dosierte Chemotherapie.

## Tipps und Anregungen für Betroffene

### Nach der Diagnose die Ruhe bewahren

**Selektion** – Es wird eine Unmenge an Informationen auf Sie einprasseln. Mit der Zeit werden Sie lernen, die wichtigen und seriösen von blanker Panikmache oder Verharmlosung zu unterscheiden. Ziehen Sie sich nicht ganz vom Leben und Ihrem normalen Freundeskreis zurück, aber schützen Sie sich auch vor Schwarzmalern, die Ihnen furchtbare Dinge prophezeien. Schieben Sie solchen Hoffnungskillern einen Riegel vor. Aber haben Sie keine Angst vor ihnen.

**Offenheit** – Jeder geht anders mit seiner Krankheit um. Aber schämen Sie sich nicht dafür, dass Sie krank sind und Krebs haben. Viele erschrecken, wenn sie die Diagnose hören und wissen nicht, wie sie mit Ihnen umgehen sollen. Helfen Sie ihnen durch Ihre Offenheit, Ängste abzubauen. Sagen Sie klar und deutlich, worüber Sie sprechen wollen, aber auch, worüber nicht. Nicht jeden Menschen geht alles etwas an, aber: Ihr Krebs gehört momentan zu Ihnen, auch damit sind Sie liebenswert.

**Offenbarung** – Es ist am besten, Sie wissen alles über Ihre Krankheit, auch wenn es Ihnen manchmal am liebsten wäre, gar nicht hinzuhören und Sie die möglichen Gefahren gerne ausblenden würden. Aber dadurch gewinnen Sie nur eine sehr trügerische und kurze Verschnaufpause und fühlen sich insgeheim vielleicht noch unsicherer.

**Neugier** – Versuchen Sie, den kommenden Weg mit kindlicher Neugier zu betrachten. Das klingt schwer, aber wenn man einmal damit angefangen hat, wird es zunehmend leichter. Denken Sie nicht nur: „Welche Schmerzen werde ich haben?", sondern auch:

Welche Menschen werden mir begegnen, was werde ich über mich selbst lernen? Sie werden viele Dinge entdecken.

**Freunde** – Ihr Freundeskreis wird sich verändern. Sie werden sehr schnell merken, wer zu Ihren echten Freunden zählt. Erschrecken Sie nicht, das sind meistens nicht sehr viele, aber wir brauchen von allem gar nicht so viel zum Leben, wie wir immer denken und wie es uns die heutige Partygesellschaft vorgaukeln möchte.

Gerade in dieser Notsituation werden echte Freundschaften wachsen und reicher werden; und es werden neue, tiefe Freundschaften entstehen.

**Autonomie** – Sie entscheiden letztlich immer, was Sie wollen und was nicht.

Bleiben Sie zur Not hartnäckig, und scheuen Sie sich nicht, weitere Instanzen und Abteilungen einzuschalten. Ärzte müssen Ihnen immer Alternativen anbieten. Setzen Sie also auf eine zweite Meinung, wenn Sie sich selbst unsicher fühlen.

**Zugangssysteme** – Machen Sie sich schlau, welcher Venenzugang für Sie und Ihre spezielle Therapie am besten ist, und akzeptieren Sie nicht einfach den, der für die Pflegemannschaft am bequemsten ist. Oft bietet man Ihnen aus versteckten Gründen spezielle Lösungen an, die schon auf den ersten Blick nicht patientenfreundlich wirken. Versuchen Sie ein wenig, hinter die Kulissen zu blicken und Handlungsstrategien zu durchschauen.

**Kostendruck** – Selten werden Kostengründe genannt, um Ihnen bestimmte Dinge zu verweigern, aber diese stecken oft dahinter. Doch wenn Sie am Ball bleiben, ist oft mehr möglich, als Sie vielleicht denken. Es gibt immer Ausnahmen von der Regel. Am besten unterhält man gute Beziehungen zu mindestens einem Pfleger und einem Arzt.

**Grenzen setzen** – Lassen Sie Ärzte und Pfleger wissen, woran sie mit Ihnen sind, und dass man mit Ihnen nicht alles machen kann. Das bedeutet nicht unfreundlich oder respektlos, sondern bestimmt zu sein, wenn es um Ihre Grenzen und Bedürfnisse geht. Das erspart Ihnen auch viele Übungsmanöver. Natürlich müssen Medizinstudenten irgendwann am lebenden Objekt üben, aber mir war es lieber, nicht an mir.

**OP-Musik** – Wohlbefinden ist jetzt wichtiger denn je, in allen Situationen! Informieren Sie sich vor Operationen mit örtlicher Betäubung, ob Sie eigene Musik hören können, die Sie entspannt, und packen Sie die CD in Ihre OP-Tasche. Denken Sie auch an gemütliche Wollsocken, nichts ist unangenehmer als barfuss über den OP-Fußboden zu laufen und zu allem Elend auch noch kalte Füße zu haben.

# 10. Die innere Stimme –
## der beste Coach, den wir haben

Meistens fühlen wir ganz spontan, was richtig ist, haben ein komisches oder gutes Gefühl im Bauch. Die alte Redewendung deutet schon darauf hin, dass man seit Jahrhunderten weiß, wo die Gefühle und die Lebensenergie ihren Platz haben. Das ist kein Volksglaube oder esoterischer Humbug. Die Neurobiologie weist inzwischen Neuronengeflechte in der Herzgegend und im Darm nach, die all diese Gefühle erklären. Die Schmetterlinge im Bauch, die Bauchschmerzen bei einem unsicheren Geschäftsabschluss, das Herzklopfen, wenn man den Geliebten sieht oder den Stich ins Herz, wenn man ihn mit einer anderen sieht.

Unsere Gefühle sind meistens schneller als unsere klaren Gedanken, denn sie werden vom entwicklungsgeschichtlich ältesten Teil unseres Gehirns verarbeitet, unserem so genannten „Reptilienhirn", dem limbischen System.

Vernunftgesteuertes, logisches Denken findet in den äußeren Mantelschichten des Gehirns statt, im so genannten Neokortex. Jeder kennt das Gefühl, wenn man erschrickt und einem der Schreck in alle Glieder fährt. Sekundenbruchteile später meldet die Vernunft aus dem Neokortex: Entwarnung! Nichts Schlimmes, nur ein Jogger, der uns beim Spazierengehen überholt hat – um ein konkretes Beispiel zu nennen.

Die schnelle Reaktion des limbischen Systems, des Kernhirns, sicherte über Jahrmillionen unser Überleben. Programmierte uns auf „Flight or fight", Fliehen oder Kämpfen. So funktioniert die Stressreaktion bis heute und führt deshalb so oft in Krankheit und Disbalance. Denn während diese Reaktion für unsere Vorfahren bei einer lebensbedrohlichen Gefahr durchaus angemessen war, erfordern unsere heutigen Bedrohungen (verärgerte Chefs, drängelnde Autofahrer, miesepetrige Nachbarn etc.) nicht unbedingt die sofortige Alarmfunktion, die den ganzen Körper in Aufruhr versetzt und für körperliche Höchstleistungen vorbereitet.

Unser Verstand ist bei der Stressverarbeitung genauso wichtig wie die körperliche Verarbeitung der Alarmbereitschaft, zum Beispiel durch Sport und Bewegung.

Ich kann mir mit Vernunft und Verstand klar machen, dass es keine echten Bedrohungen sind und so meine überschießenden Gefühle wieder ins richtige Maß bringen. Nur wenn Verstand und Intuition in Balance miteinander sind, können wir eine gelungene Lösung finden. Häufig denken und handeln wir heute zu vernunftgesteuert und drängen unsere Emotionen und damit auch unsere „innere Stimme" immer mehr in den Hintergrund.

Bei wichtigen Entscheidungen, die man bei einer lebensbedrohlichen Krankheit zunehmend fällen muss, braucht der Mensch aber zwingend beides: den Verstand, der der inneren Stimme die nötigen Grundinformationen, blankes Fachwissen und logische Zusammenhänge liefert. Und die Intuition, die vielleicht das Zünglein an der Waage sein wird, wenn Sie entscheiden müssen, was Ihnen persönlich gut tut und was nicht!

Oft denken wir: Ich habe doch gar keine innere Stimme! Das kann ich nie. Dann genügt es oft, still zu werden und zuzuhören. Die Stimme ist da, bei jedem. Dass wir unsere Intuition so oft verlieren und ihr nicht mehr über den Weg trauen, ist aber kein Wunder. Von klein auf hören Kinder: Sei vernünftig. Lern fleißig. Benutz deinen Kopf, dann bringst du es zu was. Benutz die Ellenbogen, dann bringst du es noch weiter. Bloß keine falschen Sentimentalitäten. Spätestens in der Pubertät soll man „zur Vernunft kommen".

Wie oft haben wir einen Job angenommen, eine Wohnung gemietet oder einen Mann (oder Frau) geheiratet, nur weil wir uns eingeredet haben, das sei vernünftig? Und waren dabei eigentlich unglücklich? Oder spürten nur eine immer größer werdende innere Leere? Wie oft haben wir uns solche Entscheidungen als vordergründiges Glück verkauft? Gutes Geld, netter Urlaub, hübsches Haus. Dazu reibungsloses Funktionieren, vielleicht auch Anerkennung: Gut hast du das gemacht. Erfolgreich sein heißt nicht zwingend glücklich sein.

Wir müssen erst lernen, unserem Bauchgefühl wieder zu vertrauen, es ernst zu nehmen. Frauen fällt es manchmal leichter als Männern, denen seit Jahrhunderten die gefühlsärmere Rolle zugewiesen wird und die laut Hirnforschung und Evolutionspsychologie grundsätzlich etwas anders ticken. Aber ob Mann oder Frau, jung oder alt: Spätestens in einer massiven Krise ist es zwingend notwendig, diese innere Stimme wieder zu aktivieren.

Wer seine eigenen Bedürfnisse und Neigungen – natürlich sozial verträglich – erfüllt, wird nicht nur mit Zufriedenheit, Gesundheit und Glück belohnt, sondern oft auch mit nachweislichem Erfolg.

Es geht dabei wohlgemerkt nicht um Selbstverwirklichung um jeden Preis. Äußerlich leben wir sowieso in einer zunehmend individualistisch orientierten Welt. Doch unsere Sehnsucht nach Individualität scheint sich leider nur in der äußeren Welt ihre Ventile und Ersatzbefriedigung zu suchen. Immer verrücktere Klamotten, immer teurere Autos, immer ausgefallenere Designermöbel. Wir identifizieren unseren Wert zunehmend durch diese Äußerlichkeiten. Schon auf dem Schulhof bestimmen teure Modelabels den Wert eines Menschen: „Nichts ist unmöglich" und „Geiz ist geil". Wir können alles haben, zu jeder Zeit, und zur Not auf Kredit. Die Banken werden nicht müde, ihre Kredite zu bewerben, trotz steigender Privatinsolvenzen und Überschuldungen. „Mach mehr aus deinem Leben" heißt: Kauf dir ein neues Auto! „Du bist frei" will uns ironischerweise gerade die Zigarettenwerbung weismachen, die doch in die Abhängigkeit führt. Wer nicht mitmacht, ist ein Verlierer, wenn doch alles möglich ist.

Mit Selbstverwirklichung hat das nicht viel zu tun, denn tatsächlich vereinsamen in all dem überflüssigen Drumherum und allen Ersatzbefriedigungen immer mehr Menschen. Ist das der Preis der „Freiheit"?

Ist es überhaupt Freiheit, die uns tagtäglich verkauft wird, die wir uns teuer erkaufen müssen? Kinder haben immer mehr scheinbare Freiheiten, kennen keine Regeln mehr, sind immer orientierungsloser und müssen gleichzeitig immer mehr leisten. Dabei hat jedes Kind der Welt echte Zuwendung und echten Beistand verdient. Doch welches Kind bekommt das heute noch. Das Heer der gewollten, eingeplanten Kinder wird gehätschelt und verwöhnt. Eltern betätigen sich oft bis zur Erschöpfung als Animateure. Im Gegenzug sollen Kinder dafür funktionieren und die Erwartungen erfüllen. Klappt das nicht, bekämpft man Symptome statt Ursachen, werden Schlafstörungen heute sehr schnell mit Barbituraten behandelt, gegen Hyperaktivität kurzerhand Hormone verordnet und die Bewegungsarmut durch Ergotherapie kompensiert. Für fast alles gibt es eine praktische Pille. Augen zu, schlucken, und durch.

Doch was haben diese gesellschaftlichen Strukturen mit der inneren Stimme zu tun? Viel. Denn in diesem Hamsterrad rennen wir gewöhnlich tagtäglich mit und werden von unzähligen zivilisatorischen Errungenschaften abgelenkt. Es genügt schon, nur darüber nachzudenken, wie lange bei vielen von uns täglich der Fernseher oder das Radio laufen – so ganz nebenbei. Multitaskingfähigkeit ist das menschliche Leistungsprädikat unserer Zeit. Wer viele Dinge gleichzeitig tun kann, ist gefragt, das wird uns als Ideal verkauft.

Vor kurzem sah ich am Bahnhof einen Jungen sitzen, der mit seinem iPod Musik hörte, gleichzeitig ein anderes Musikvideo auf der Großbildleinwand betrachtete und nebenher noch in einer Zeitschrift blätterte. Normalität im dritten Jahrtausend? Fortschritt? Es ist schwer, sich aus diesen Umweltbedingungen und Ablenkungen zu lösen, sonst würden es längst mehr Menschen tun. Denn seltsamerweise spüren viele diese innere Leere, versuchen sie aber lediglich mit einem „Noch mehr" von außen zu bekämpfen.

Rüdiger Dahlke beschreibt Krebs in seinem Buch *Krankheit*

*als Weg* deshalb als Krankheit unserer Zeit, weil sich Krebszellen genauso anarchisch und rücksichtslos verhalten wie der moderne Mensch. Krebs sei der Spiegel unserer Gesellschaft: programmiert auf grenzenloses Wachstum, abgekoppelt vom System, eigennützig, bis der Wirt – in diesem Fall das Ökosystem und unser Planet – stirbt.

„Alles ist möglich", dieser Slogan treibt paradoxerweise immer mehr Menschen in die moralische Anarchie und Einsamkeit außerhalb einer sozialen Gesellschaft. Viele von uns haben eben nicht mehr ihren festen Platz, ihre feste Aufgabe. Je mehr grenzenlose Freiheit und Möglichkeiten uns offen stehen, umso öfter reagiert der einzelne orientierungslos und konzentriert sich nur noch auf seine eigene oberflächliche Bedürfnisbefriedigung – ohne Rücksicht auf Verluste.

Jeder, der heute durch Krebs oder eine andere schwere Erkrankung aus diesem Hamsterrad, aus diesem System, fällt, kommt entweder erst recht zwischen die Räder oder er erkennt die Chance, die sich dahinter verbirgt: Oft entdecken wir unsere Intuition heute erst durch die Zwangsentschleunigung einer großen Krise wieder. Auch ich hätte meine Intuition gern zu einem niedrigeren Preis erforscht.

„Ich will" konzentrierte sich bei mir bis zu diesem Zeitpunkt auf das nächste Paar Schuhe und den nächsten Urlaub. Natürlich ist Sicherheit, auch finanzielle Sicherheit, ein ernstzunehmender Faktor. Doch echtes „Ich will" konzentriert sich auf die inneren Bedürfnisse. „Was ist gut für mich?", „Was entspricht mir?". Und das lässt sich selten in einer Währung ausdrücken. Ureigene Bedürfnisse orientieren sich an etwas anderem. Wir müssen nach ihnen handeln und leben, um in Balance zu bleiben. Der Psychoonkologe Lawrence LeShan ist der Überzeugung: Krebspatienten haben ihre Lebensmelodie verloren. Aber sie können sie wiederfinden, um Schritt für Schritt zu einer aufrichtigen Selbstliebe zu gelangen, die mit Narzissmus nichts zu tun hat. Selbstliebe,

Selbstannahme – ganz ohne Leistungsgedanken –, das fällt vielen Menschen im Normalfall zunehmend schwerer. Stehen die steigenden Krebszahlen möglicherweise auch damit in Verbindung?

Als Krebspatient steht man gewissermaßen vor der Aufgabe, in der wohl schwierigsten Situation seines Lebens das zu schaffen, was andere schon im normalen Leben nicht schaffen. Das hört sich zuerst nach einer unüberwindbaren Herausforderung an. Doch aus dem richtigen Blickwinkel betrachtet, ist genau das jetzt viel einfacher als vorher. Denn die Krankheit liefert zwei Luxusgüter, die man sich sonst kaum kaufen kann: Zeit und Stille.

So wie mein Hund mich zwingt, zweimal täglich im Wald spazieren zu gehen, zwingt mich mein Krebs, Achtsamkeit zu erlernen, immer wieder langsam zu werden und auf mich und meine Umgebung zu achten. Auch daher rührt mein provokativer Satz: „Ich bin froh, dass ich Krebs habe." Denn die Angst, unter der jeder mit der Diagnose Krebs immer wieder leidet, kann ein sehr sinnvoller „Übungsleiter" werden. Wenn aus der Angst aufmerksame Wachsamkeit entsteht, die schließlich in Achtsamkeit übergeht. Mündet die Angst allerdings in blanke Panik, sind alle geistigen und körperlichen Reaktionsmöglichkeiten blockiert.

Eigentlich reicht es aus zuzuhören, um zu wissen, was gut für einen ist. Die jetzige Situation betrachtet man am besten wie einen „Reset" beim Computer. Auf Knopfdruck wird mit der Diagnose Krebs alles auf Null gefahren. Am besten ist es jetzt, gleich die Festplatte sauberzumachen und das Betriebssystem neu aufzuspielen. Wichtige alte Dateien sollten natürlich kopiert werden – man möchte schließlich kein ganz neuer Mensch werden. Ziel ist es, sich so lieben zu lernen, wie man ist. So können wir auch uns selbst und unserer inneren Stimme vertrauen.

Onkologen und Psychoonkologen wie Carl Simonton, Lawrence LeShan und Bernie Siegel schreiben der „inneren Stimme" eine sehr große Kraft zu, sowohl was die Ursachen einer Krebserkrankung betrifft, als auch im Bezug auf Heilungsmöglichkeiten. Ich konnte meine innere Stimme zunehmend hören, je stiller es um mich herum wurde. Es war, im Nachhinein betrachtet, ein Glücksfall, dass ich so lange stationär behandelt werden musste. Das schnitt mich schmerzhaft aber konsequent von meinem üblichen Alltag ab, isolierte mich, und ich konnte mich ganz auf das Wesentliche konzentrieren. Ohne große Fluchtmöglichkeiten. Heute sehe ich diese Zeit tatsächlich wie eine Zeit im Kloster, in Klausur, in Kontemplation. Ich konnte sie ideal nutzen, weil ich die richtigen Werkzeuge gefunden hatte, um tatsächlich innezuhalten und nicht nur zu resignieren oder mich abzulenken.

Ich konnte meine innere Stimme hören, zuerst ganz leise, dann zunehmend lauter. Trotzdem war ich manchmal unsicher, schließlich ging es bei den meisten Entscheidungen, die ich treffen musste, um viel – im Zweifelsfall um das Überleben! Oft war meine Überzeugung und intuitive Entscheidung von der Meinung der Ärzte ganz verschieden. Aber mit jedem Mal, in dem ich Recht behalten sollte, wurde ich mutiger, entschiedener und sicherer.

Und keine Sorge: Um mit sich selbst im Einklang zu sein, muss man weder Mönch werden noch alle kleinen Schwächen über Bord werfen. Als ich einmal mit meiner Mutter im Klinikcafé saß, überfiel mich beim Anblick eines viel zu kurzen T-Shirts über einem viel zu dicken Bauch plötzlich eine Lästerattacke. Hatte ich mir nicht vorgenommen, ab sofort in Harmonie und Balance zu schwingen? Was war mit der Patricia Noll, von der Kollegen behaupteten: „Dort wo andere Menschen eine Zunge haben, hast du eine Rasierklinge!"? Sie war noch da, und ich konnte sie schallend lachend annehmen, verlor zwei kurze Sätze über das unvorteilhafte Kleidungsstück und fragte meine Mutter grinsend: „Was meinst du, darf man lästern, auch wenn man Krebs hat?" Man darf, aber am besten lässt man es auch, wenn man keinen Krebs hat. Seitdem ich seit ungefähr zweieinhalb Jahren Achtsamkeit übe, tue ich es fast gar nicht mehr.

Wer sich seiner inneren Stimme zuwendet, muss auch nicht zwanghaft in kommerzielle Askese verfallen. Heute höre ich gut auf mich und meine innere Stimme und wenn ich beim Stadtbummel vor italienischen Schuhen stehe und dem Kauf nicht widerstehen kann, dann habe ich hinterher trotzdem kein schlechtes Gewissen.

Wer seine innere Stimme wiedergefunden hat, wird auch im normalen Alltag nie wieder auf sie verzichten wollen. Tiefe Glücksgefühle, eine erstaunliche Klarheit, Angstfreiheit und Vertrauen in das Leben breiten sich aus. In der modernen Umwelt des dritten Jahrtausends erleidet man zwar immer wieder Rückfälle in Hektik und Multitasking, aber man findet immer sicherer den Weg zurück in die Balance.


## Tipps und Anregungen für Betroffene

### Die innere Stimme ist der beste Coach, den wir haben

Stille – Nur wenn es ruhig ist, kann man seine innere Stimme hören. Gönnen Sie sich also immer Zeiten der absoluten Ruhe und lenken Sie sich nicht zu viel durch leere Unterhaltung ab. Fernsehen ist nicht grundlegend schlecht, wie bei Alkohol entscheidet die Dosierung über Nutzen und Schaden. Eine ideale, selbstverständliche Stille finden Sie immer in der Natur – trotz aller Geräusche. Vögel, das Plätschern eines Baches, das Rauschen in den Blättern lenken nicht ab, sondern fördern die Einkehr, wenn wir uns ganz darauf einlassen.

Werkzeuge – Mit Techniken und Methoden können Sie Ihr Innehalten unterstützen und den Weg zu Ihrer Intuition leichter finden. Dazu gibt es viele Methoden. Wählen Sie die, die Ihnen am meisten liegt. Meditation, Beten, Mantras, Qi Gong oder Yoga fördern die innere Einkehr und können die Sinne schärfen.

Angst – Solange daraus nicht Panik wird, die alles blockiert, ist auch Angst ein sehr weiser Ratgeber. Angst lässt uns vorsichtig, wachsam und dadurch auch achtsam sein. In diesem Fall hat Angst die richtige Dosis. Aufpassen sollten Sie bei überzogenen Ängsten, die fast an Phobien grenzen, so wie meine Nadelphobie. Werden Sie aufmerksam dafür, dass vordergründige Ängste nicht Ihre Intuition überdecken.

Freiräume – Die innere Stimme braucht Raum, Sie selbst auch. Wenn Sie nicht sowieso in der Klinik sein müssen, dann schaffen Sie sich einen eigenen (Krebs-) Raum im Haus, der nur Ihnen gehört. Dort können Sie sich abgeschottet von Alltagsproblemen und panischen Angehörigen ganz um sich selbst kümmern und in sich hineinhorchen. Nach einer Krebsdiagnose brodelt es förmlich um einen herum. Falls Sie am Anfang das Wort Krebs noch erschreckt, dann geben Sie dem Raum einen schönen Namen. Schmetterlingsraum vielleicht.

Gefühle – Wir müssen ihnen Raum, Aufmerksamkeit und Nahrung geben wie einem bedürftigen Kind. Vor allem negative Gefühle werden umso mächtiger und größer, je mehr wir sie ignorieren, versuchen sie zu verdrängen oder uns mit anderen Dingen ablenken. „Nimm den Schmerz behutsam in deine Arme wie eine Mutter ihr schutzbedürftiges Kind" empfiehlt der Mönch Thich Nhat Hanh. Sie müssen es nur einmal probieren und werden feststellen: Der Schmerz wird weniger, er löst sich sogar auf. Je mehr wir Trauer und Angst zulassen und ihnen direkt ins Gesicht schauen, umso weniger Macht haben sie über uns. Akzeptanz und Annahme sind der Schlüssel.

Vertrauen – Ihre innere Stimme ist da! Aber Ihr Vertrauen muss erst wieder wachsen. Fangen Sie mit kleinen Entscheidungen an und steigern Sie sich langsam von einer richtigen Entscheidung zur nächsten. Ihre Intuition wird immer stärker werden, je besser Sie wieder in sich hineinhorchen können.

Verstand – Schalten Sie Ihren Verstand nicht ab! Das wäre in der vernunftgesteuerten Welt der naturwissenschaftlichen Medizin fatal. Sie brauchen alle nötigen Fachinformationen, um dann gefühlsmäßig darüber entscheiden zu können. Falls Sie sich damit überfordert fühlen, suchen Sie sich Hilfe, eine Person, die Ihnen das ganze Fachchinesisch übersetzen und Ihnen so bei Entscheidungen helfen kann. Abnehmen kann Sie Ihnen aber niemand!

Malen – Machen Sie Ihre Gefühle und die innere Stimme sichtbar! Kunsttherapie ist ein guter Weg, innere Bilder zu finden, darzustellen und zu interpretieren. Suchen Sie sich einen erfahrenen Therapeuten, der nicht zu viel in die Bilder interpretiert, denn nur Sie allein wissen, was da an die Oberfläche drängt. Ich habe auf diesem Weg das Bild meiner inneren Stimme gefunden, das ich lange gesucht habe. „Amy", ist meine geistige Mentorin, die mir mit Rat und Tat zur Seite steht, hat dunkelbraune lange Haare und ist eine kräftige „Waldfrau".

# 11. Lebermetastasen –
## So gefährlich können Ärzte sein

Wäre ich ein braver Patient und hätte einem Arzt mehr geglaubt als meinen Gefühlen, dann wäre ich vielleicht längst tot!

Es gibt gute Ärzte, denen man vertrauen kann, dann gibt es, wie in jeder Branche, gewöhnliche Stümper und dann gibt es Ärzte, die gefährlich sind – unter Umständen lebensgefährlich. Einer der schlimmsten Sorte offerierte mir in meinem Aufklärungsgespräch vor dem Start der hoch dosierten Chemotherapie: „Ach, und da wären ja noch die Lebermetastasen!"

Ich freute mich, setzte mein Siegerlächeln auf und konterte strahlend: „Nein, nein, deshalb hat man ja extra die teure PET-CT-Untersuchung gemacht. Das sind nur normale Gewebeveränderungen, wie sie jeder Mensch in der Leber haben kann. Metastasen hätten im PET-CT geleuchtet."

Ich glaube fast, es bereitete ihm Freude, mich mit dem kleinen Finger von meiner wackeligen Klippe zu stürzen: „Ach, das PET-CT … Darauf geben wir gar nichts … Sie werden sehen, das sind Lebermetastasen. Wenn wir sie nach der Chemo nicht mehr sehen, oder sie kleiner werden, haben wir den Beweis."

Zum Glück bin ich ein relativ routinierter Rechthaber, aber mein Puls war trotzdem auf 180, Zweifel schossen hoch. Ich packte meine Unterlagen und machte mich auf den Weg in die nebenan liegende Klinik, zum Oberarzt des PET-CT. Der konnte mir zwar keine Garantie geben, aber zu 99,5 Prozent die Sicherheit, dass meine Tumorart im PET-CT tatsächlich leuchten würde. Man könnte sicher davon ausgehen, dass es sich nicht um Metastasen handelt. Das hat mich halbwegs beruhigt und ich wusste: Vor diesem Arzt und seinen fast bösartigen Prophezeiungen muss ich mich zukünftig schützen.

Leider sollte er noch viele unfreiwillige und dramatische Fehldiagnosen stellen: Eine nicht erkannte Lungenentzündung, auf die zwar alle äußeren Symptome hindeuteten, aber das CT-Bild „zeigte eben nichts". Und ein schon klar ersichtliches drohendes Nierenversagen, das weiterhin mit Entwässerungsmitteln behandelt wurde. Beides tragische Fehler, die ein junges Mädchen fast das Leben gekostet hätten, vielleicht nur aus Unfähigkeit, ohne böse Absicht. Mich aber hat dieser Arzt zweimal, in voller Absicht belogen.

Natürlich fieberte ich dem Ergebnis der nächsten CT-Röntgenuntersuchung entgegen. Man würde die kleinen Knötchen in der Leber sicher noch sehen. Wenn es ganz normale Veränderungen waren, würde man sie sehen müssen! Ich war mir ganz sicher. Als die Visite kam, fragte ich sofort: „Und?" Ich traute ihm schon damals nicht, als er umständlich nach dem Bericht in den Akten suchte und nach einem kurzen Blick darauf wie beiläufig bemerkte: „Wie ich vermutet habe … Man sieht nach der ersten Chemo gar nichts mehr, also waren es Metastasen."

Das musste ein Problem der Bildauflösung sein. Irgendetwas war schief gelaufen. Ich war Gott sei Dank nicht zu erschüttern in meinem Glauben und ich machte nur einen Fehler: Die Originalunterlagen nicht gleich zu verlangen. Denn es ist nur eines schief gelaufen: Dass dieser Mann Arzt wurde und damit richtig Schaden anrichten kann. Am Ende meiner Therapie und nach einer Diskussion mit der Rechtsabteilung der Klinik habe ich mir alle Einzelberichte aus meiner Krankenakte kopiert, darunter auch alle CT-Berichte. Und in jedem einzelnen stand dick vermerkt: „… deutlich sichtbare Läsionen im Segment III, IV und VII der Leber".

Es waren keine Metastasen! Und dieser Arzt wusste es spätestens nach der ersten Zwischenuntersuchung. Er hat mich vorsätzlich belogen. Was geht in so einem Menschen vor? Warum musste er mir überhaupt Metastasen „unterschieben"? Unter welchem Druck muss er stehen, um diese lapidare Fehleinschätzung dann spätestens beim offensichtlichen Gegenbeweis nicht zuzugeben?

Lügt er, nur um seine Omnipotenz und seine Macht in der Arzt-rolle zu beweisen? Er hat mich noch ein zweites Mal durch eine feige und bequeme Lüge in blanke Panik versetzt – als ich glaubte, mir würde gerade die falsche Blutgruppe durch die Adern laufen.

Sehr schnell war klar, dass ich die Therapie ohne Bluttransfusio-nen nicht überstehen würde. Durch die starke Chemotherapie wer-den alle sich schnell teilenden Zellen zerstört, und zwar nicht nur Haarwurzeln, sondern auch alle Blutzellen. Rote Blutkörperchen transportieren Sauerstoff und müssen durch Transfusionen mit Spenderblut ersetzt werden, ebenso die Blutplättchen, die Throm-bozyten. Ohne sie würde man sonst wie ein Bluter beim kleinsten Bluterguss oder einer geringen Verletzung verbluten.

Für mich war es am Anfang eine eklige Vorstellung, fremdes Blut zu bekommen. Das fand ich irgendwie zu intim. Man gibt ja nicht mal allen Leuten gleich gern die Hand und würde be-stimmt nicht jeden küssen, der einem auf der Straße entgegen-läuft. Und dann wildfremdes Blut in den Adern, von dem man nicht weiß woher und von wem.

Ein gelungener Ausweg schienen mir zwei Freundinnen zu sein, die spontan bereit waren, für mich Blut zu spenden. Damit konnte ich mich leicht anfreunden, ich freute mich sogar. Blut von Christine und Ira in mir – das wäre wie ein zusätzlicher Ener-gieschub, nicht nur Ersatz, sondern Medizin. Stolz präsentierte ich die Idee den Ärzten bei der Morgenvisite und erntete nur ein: „Das geht nicht!" „Warum nicht?" „Weil die in der Blutspen-dezentrale so was generell nicht machen." „Aber die ist doch di-rekt gegenüber, wo liegt das Problem? Ich krieg das bestimmt or-ganisiert, mit denen kann man doch sicher reden." „Jetzt schauen wir erst mal, was Sie für eine Blutgruppe haben und ob das über-haupt passt."

Da war ich mir ziemlich sicher. Irgendwann hatte ich mir ei-nen Notfallausweis machen lassen, mit Blutgruppenbestimmung, und erinnerte mich dunkel an A positiv, also genau identisch mit der Blutgruppe meiner spendewilligen Freundinnen.

Am Abend schaute der Arzt noch einmal ins Zimmer, mit einer enttäuschenden Nachricht: „Sie haben Blutgruppe A negativ. Tja, tut mir leid, die ist ganz selten, die haben nur sieben Prozent der Bevölkerung. Ihren Plan mit der persönlichen Spende können Sie also getrost vergessen!"

Ich wunderte mich etwas, dass ich mich in meiner Erinnerung so getäuscht haben könnte, aber: Warum sollte ich seine Aussage anzweifeln? Wenn ich dem Klinikpersonal nicht einmal zutrauen würde, eine simple Blutgruppe zu bestimmen, dann könnte ich ja gleich wieder nach Hause gehen.

Die ersten Bluttransfusionen gingen ohne Zwischenfall über die Bühne, aber nur deshalb, weil ich mich so davor ekelte, dass ich immer ein buntes Tuch über die zwei Blutbeutel an meinem Infusionsständer hängen ließ. Dass die meisten Ärzte nicht in der Lage waren, eine Transfusion anzuhängen ohne ein halbes Schlachtfeld auf meinem T-Shirt zu veranstalten, ist eine andere Geschichte, trug aber dazu bei, dass ich die Bluttransfusionen immer gelassener über mich ergehen ließ, denn wer in einem mit fremdem Blut verschmierten Bett liegen kann, ist auch irgendwann in der Lage, die dazugehörigen Beutel anzuschauen.

Doch was ich da sah, führte bei mir zu einem massiven Schweißausbruch, einer Klingelattacke ins Schwesternzimmer und der dortigen Zementierung meines bereits angeschlagenen Rufs: Die Noll reagiert hysterisch!

Auf der Blutkonserve stand deutlich lesbar: A postiv! Also lief gerade die falsche Blutgruppe in meinen Körper? Das kann fatale Folgen haben. Daran kann man sterben! Die Schwester winkte genervt ab: „Das ist hier noch nie vorgekommen, das wird schon stimmen." Meine Stimme wurde leicht schrill: „Dann schauen Sie jetzt sofort nach! Ich weiß genau, dass ich A negativ habe, das hat mir der Arzt persönlich gesagt!"

Ihre Antwort: „Nee, für so was habe ich jetzt bestimmt keine Zeit!", bringt mich heute noch fast dem Kollaps nahe. „Dann klemmen Sie das jetzt sofort ab, das kann lebensgefährlich sein!"

Das hat sie auch getan und unter ihren Kollegen sicher verkündet, dass ich jetzt komplett übergeschnappt sei.

Mit zittrigen Fingern rief ich meine Mutter an, sie musste unbedingt sofort diesen alten Notfallausweis suchen. Ich musste wissen, ob ich das falsche Blut bekommen hatte, wenn mir hier keiner helfen wollte. Währenddessen rief ich sicherheitshalber noch meine Freundin Ira an, ob ich vielleicht doch etwas durcheinander gebracht hatte. Ich zweifelte schon selbst an mir. „Welche Blutgruppe hast du?" „A positiv, das weißt du doch!" „Sicher?" „Ja, ganz sicher." „Deshalb hat das mit dem Blut spenden nicht gepasst, weil ich doch A negativ habe, war das so?" „Ja, das war echt schade." „Gut, das wollte ich nur wissen." Mir wurde schlecht und ich stellte mir vor, wie die beiden unverträglichen Blutgruppen in meinen Adern gerade langsam Klumpen bildeten.

In diesem Augenblick klingelte zum Glück das Telefon auf meinem Nachttisch. Meine Mutter war dran.

„Ich habe den Ausweis gefunden." „Und?" „Darauf steht: A positiv!" Mir fiel fast der Hörer aus der Hand! Zumindest war das Blut das richtige gewesen. Der Arzt aber hatte mich auch in diesem Fall wissentlich belogen. „A negativ!", nur um die persönliche Blutspende nicht organisieren zu müssen. Oder hatte er Angst, dass ich irgendwie doch zum Ziel gekommen wäre, wenn ich die Sache selbst in die Hand genommen hätte? Eigentlich war es ja auch völlig egal: Er hatte mich angelogen, und zwar so ausgeklügelt, dass ich meinen Plan aufgegeben hatte. Das war keine Lüge im Affekt, das war ganz kühl überlegt und geplant.

Ich war völlig entsetzt und klingelte der Schwester. „Ja, Sie können mir das Blut wieder anhängen, ich weiß jetzt, dass A positiv stimmt. Das Theater tut mir leid, aber der Arzt hat mir eine falsche Blutgruppe genannt." „Na, da haben Sie sicher was durcheinander gebracht."

Natürlich habe ich den Arzt zur Rede gestellt. Er hat es nicht einmal geleugnet: „Ach ja? A positiv, stimmt. Da muss ich mich wohl verguckt haben."

Diese Geschichten machen Angst, das weiß ich. Beruhigend ist vielleicht, dass ich seitdem viele Krebspatienten getroffen haben, denen solche Extremsituationen mit Ärzten erspart blieben und die sehr zufrieden mit ihrer Versorgung waren. Ich bin heute noch im Zweifel, ob ich manchmal einfach Pech hatte, besonders ignoranten Ärzten und Pflegern zu begegnen, oder ob ich nur sehr aufmerksam und kritisch war und solche Vorgänge deshalb überhaupt erst bemerkt habe. Insgeheim hoffe ich immer noch auf die Pechvariante, sonst wäre es ein allzu bedrückendes Urteil über den Zustand unseres Gesundheitssystems.

Meine erste Begegnung mit dem Chefarzt der Station ließ meine erzwungene Aufmerksamkeit weiter wachsen und mein Vertrauen gänzlich in den Keller sinken. Spätestens zu diesem Zeitpunkt wusste ich, ich würde kämpfen müssen, mit allem was ich habe, um hier als Persönlichkeit zu überleben.

Als die Chefarztvisite mit großem Gefolge das erste Mal ins Zimmer schneite, hatte der Professor nicht mich im Blick, sondern meine Fensterbank. Ein paar Sekunden studierte er mit hochgezogenen Augenbrauen meine medizinische Privatbibliothek, drehte sich mit einem süffisanten Lächeln zu mir um und legte mir vertraulich die Hand auf die Schulter: „Na, so was lassen wir mal lieber, das verunsichert uns bloß!"

Mein chronisch niedriger Blutdruck war mit einem Schlag im roten Bereich. Ich explodierte innerlich und konnte vor lauter Empörung nicht mehr viel sagen. Mühsam beherrscht presste ich hervor, dass er mich doch gar nicht kenne und gar nicht einschätzen könne, was mich verunsichert und was nicht. Ich wäre sehr gut in der Lage, Informationen und Quellen zu sortieren, zu bewerten und zu verarbeiten.

Aber das hat ihn schon nicht mehr interessiert.

Wollen Ärzte wirklich mündige Patienten, wie sie immer proklamieren? Nein, zumindest nicht dort, wo ich war. Patienten haben auf solchen Stationen nur eine Anforderung zu erfüllen: Den Mund zu halten und brav mitzumachen. „Compliance" nennt man modern diese Bereitschaft des Patienten, im Teamwork mit den Ärzten zu arbeiten. Das Verständnis von Teamwork ist allerdings oft einseitig. Von ordentlichen Patienten wird maximal ein „Ja" erwartet, alles andere kompliziert nur den Ablauf.

Ich war sicherlich eine komplizierte Patientin, aber ohne medizinische Komplikationen. Das war einerseits meine Lebensversicherung und gleichzeitig eine gute Übung für meine persönliche Entwicklung. Wäre der Anlass nicht so blutig ernst gewesen, hätte ich vielleicht nie gelernt, mich so ernsthaft durchzusetzen und meine eigenen Bedürfnisse so klar wahrzunehmen.

Aber inzwischen war mir eines ganz bewusst: Es ging tatsächlich ums Überleben und es würde zu einem Großteil allein von mir abhängen. Ich wollte und konnte mich nicht von Menschen abhängig machen, die kaum meinen Namen kennen.

Mein nachhaltig zerstörtes Vertrauen zu den Ärzten trieb mich zur akribischen Recherche über meine Krankheit und meine Behandlung. Manchmal zum Unbill der Ärzte, oft zu meinem Vorteil. Die Diskussion über die Länge meiner Behandlung, die Anzahl der Chemozyklen und auch die Stadieneinteilung geriet beinahe zu einer Realsatire, nur leider mehr zum Heulen als zum Lachen. Fast bei jeder Morgenvisite tauchte ein anderer Arzt auf, um mir zu verkünden, wie viele Zyklen sie für mich eingeplant hätten. Tag für Tag kursierten andere Zahlen. Vier, sechs, acht. Ich schaute mir das eine ganze Weile fast belustigt an, es tat mir für mich selbst leid, dass ich die behandelnden Ärzte nicht mehr ernst nehmen konnte. Denn sehr gerne hätte ich mich vertrauensvoll zurückgelehnt und mein Leben sicher in kompetente Hände gelegt, das wünscht sich jeder Patient!

Bei einer der nächsten Chefarztvisiten fragte ich vorsichtig nach, ob sie sich nun irgendwann einigen könnten. Der Chef sagte mir gerade wieder einmal, dass wohl vier Chemozyklen reichen würden, sein Assistent stand neben ihm. Der hatte mir einen Tag vorher lang und breit erklärt, es müssten mindestens sechs Zyklen sein, darunter ginge gar nichts. Und warum sagte er jetzt nichts? Er traute sich natürlich nicht, dem Chef zu widersprechen. „Keine Diskussionen, keine Kritik vor dem Patienten", steht sogar offiziell in den Statuten der Landesärzteverbände. Daher kommt auch das allgemein bekannte Vorurteil: Eine Krähe hackt der anderen kein Auge aus.

Als ich begriffen hatte, dass dieses Spiel noch ewig so weitergehen könnte, beschloss ich, offen klar zu machen, dass ich es wäre, die letztendlich entscheidet, wie viele Zyklen notwendig sind. Plötzlich waren sich alle einig, und die Frage kam wie aus einem Mund: „Warum Sie?" „Weil es meine Krankheit ist und mein Leben! Und weil Sie sich anscheinend nicht entscheiden können. Dann kann ich es ja auch tun!"

Ich muss heute noch lachen, wenn ich an die entsetzten Gesichter denke. Der Assistenzarzt sah aus, als ob ich ihm sein Spielzeugauto unterm Weihnachtsbaum weggenommen hätte. „Sie? Sie mögen zwar viel können, aber ... aber Medizin studieren können Sie nicht!"

Jetzt begann es mir, bei aller Tragik und Lächerlichkeit, fast Spaß zu machen. Darum ging es also. Ich hatte ihm tatsächlich etwas weggenommen. Seine in dreizehn Semestern hart verdiente Macht. Seine sich selbst verordnete Unfehlbarkeit?

Ich musste lachen, denn der Gedanke fing an, mich zu begeistern: Ja, warum eigentlich nicht. „Natürlich kann ich Medizin studieren. Das ist eine prima Idee!"

Jetzt wurde es ihm wirklich zuviel. „Aber, aber, aber ... nicht in sechs Wochen!", dabei wurde er schon ziemlich laut und rot im Gesicht.

In der Fortsetzung des Therapiepokers eröffneten mir die Ärzte irgendwann: „Wir haben beschlossen, eine Salvage-Therapie zu machen!" (Salvage = engl. Rettung) Das bedeutet Höchstdosis, komplette Zerstörung des eigenen Immunsystems und Stammzelltransplantation. Ich war entsetzt und spontan erleichtert, denn glücklicherweise war ich einen Tag zuvor wieder einmal auf sämtlichen hämatologischen Forschungsseiten im Internet gesurft und war zufällig beim aktuellen Onkologie-Kongress im französischen Lyon hängen geblieben. Inhalt des neuesten Beschlusses: Nur bei einem Rückfall bringt so eine harte Therapie auch den gewünschten Nutzen oder steht überhaupt in der Relation zum Risiko. Zufall? Oder funktioniert Intuition auch im Internet?

An diesem Morgen konnte ich jedenfalls ganz ruhig erwidern: „Das wundert mich aber, denn erst im letzten August hat man doch auf dem Kongress in Lyon klar beschlossen: Die einzige Indikationsstellung für eine Salvage-Therapie ist ein Rezidiv!" Das saß! Ich hatte mir meinen Standpunkt und mein Mitspracherecht in der Klinik so oft hart erkämpfen müssen, dass ich die offenen Kinnladen der Ärzte jetzt ausgiebig innerlich feierte. Zum Glück besaß der Oberarzt wirkliche Größe und gab zu: „Oh, da muss ich dann wohl noch mal mit der Studienleitung telefonieren."

Am nächsten Tag war er so fair, dass er persönlich zu mir kam und ohne Umschweife zugab, dass ich Recht gehabt hatte. In diesem Gespräch einigten wir uns auch endlich definitiv auf sechs statt nur vier Zyklen Chemo. Diesen Arzt halte ich wiederum für so clever, dass er meine Empörung über die drohende, extreme Salvage-Therapie genutzt hat, um mich sicherheitshalber von einer längeren Chemotherapie zu überzeugen. Gegenüber der Extremvariante erschien sie mir fast wie eine homöopathische Dosis.

Ich respektiere, was Ärzte in ihrem langen Studium leisten müssen, auch wenn sie dort längst nicht alles über die komplexen menschlichen Systeme lernen. Auch die Belastungen im Klinikalltag sind enorm und verdienen Hochachtung. Das Gehalt eines jungen Arztes steht sicher in keiner Relation zu seiner Leistung. Es wird dennoch höchste Zeit, dass Ärzte Patienten wieder etwas zutrauen und sie dazu ermutigen, selbst etwas zu tun, um gesund zu werden.

Ich weiß sehr gut und habe mit vielen Ärzten darüber diskutiert, dass es eine Unmenge passiver Patienten gibt, die sich gar nicht an diesen Prozessen beteiligen wollen. Aber warum?

Hat man sie in jahrelanger Erziehungsarbeit dazu gebracht? Ärzte dürfen ihre Patienten nicht alleine lassen! Sie müssen Hilfe zur Selbsthilfe leisten. In der Entwicklungshilfe hat man das längst erkannt. Hier bringt man den Menschen bei, wie sie am besten selbst wieder für sich sorgen können. Nicht nur aus karitativen Aspekten, denn es ist eben auch billiger, einmal landwirtschaftliche Geräte und Saatgut zu verteilen, als unendliche Hilfslieferungen aufrecht zu erhalten.

Spätestens der finanzielle Kollaps unseres Gesundheitssystems lässt uns keine andere Wahl, als den Patienten wieder als mündigen Partner in der Behandlung der Krankheit zu sehen. Doch Betroffene sollten die Macht des Wissens und der Selbstbestimmtheit vor allem aus folgenden Gründen nutzen: Informierte und selbstverantwortliche Patienten leben besser und nach manchen wissenschaftlichen Untersuchungen sogar länger.

## Tipps und Anregungen für Betroffene

### Vertrauen ist gut, Kontrolle leider besser

**Internet** – Zwar muss man seriöse Quellen sorgfältig herausfiltern, aber das gelingt Ihnen mit etwas Übung leicht. Wenn Sie unsicher sind, holen Sie sich Hilfe von einem Freund oder Kollegen.

**Patientenanwalt** – Wer in Ihrem Bekanntenkreis kennt sich mit medizinischen Details aus und ist robust und durchsetzungsfähig? Sie brauchen jemanden, der für Sie aufsteht und in die Bresche springt, wenn Sie einmal zu schwach sein sollten, selbst um Ihre Bedürfnisse zu kämpfen.

**Druck** – Lassen Sie sich nicht von Angehörigen unter Druck setzen. Meistens sind sie noch hilfloser als Sie und noch schneller geneigt, Verantwortung ganz auf Ärzte abzuschieben.

Prognose – Halten Sie sich nicht aus Angst an die Prognose eines Arztes. Manche Patienten sterben aus „Freundlichkeit" und „Gehorsam" zum prognostizierten Zeitpunkt. Je mehr Verantwortung Sie für sich übernehmen, desto handlungsfähiger bleiben sie.

Dankbarkeit – Wenn Sie sich, wie ich, vor fremdem Blut ekeln, dann stellen Sie sich einfach einen kerngesunden, ganz besonders sympathischen Blutspender vor, der gerade seine Ehrennadel für das fünfundzwanzigste Blutspendejubiläum erhält. Diese Vorstellung funktionierte bei mir letztendlich prima. An dieser Stelle herzlichen Dank an alle, die Blut spenden. Ich verdanke ihnen mein Leben!

# 12. Schwachpunkt –
## Pfleger, Ärzte und Psychologen sind auch nur Menschen

Die Angst vor der ersten hoch dosierten Chemogabe war natürlich groß. Zu gut hatte ich in Erinnerung, wie es sich das letzte Mal angefühlt hat. Diese scheinbare Auflösung in allen Nervenzellen, das massive Erbrechen, der absolute Kontrollverlust über meinen Körper. Und doch wusste ich dieses Mal: Es ist richtig! Zumindest zu neunundneunzig Prozent.

Dazu musste ich ein Buch zur Seite legen, das mich im Gegensatz zur medizinischen Fachliteratur wirklich verunsichert hat. Alle gängigen Bücher über alternative Krebstherapien hatte ich längst durchgeackert und konnte sie mit pro und contra ganz gut den schulmedizinischen Behandlungsmethoden gegenüberstellen und vergleichen. Ich fand viele Ansätze schlüssig und mehr als überzeugend, dennoch hatte ich mich klar entschlossen, zuerst den schulmedizinischen Weg zu gehen.

Deshalb klappte ich auch das Buch von Clemens Kuby *Unterwegs in die nächste Dimension* entschieden zu. Dieser faszinierende, hochintelligente Mann beschreibt seine eigene Geschichte so frisch und realitätsnah, dass man am liebsten sofort aufbrechen würde in diese „neue Dimension". Nach der Spontanheilung seiner Querschnittslähmung, die er sich durch einen Sturz von seiner Dachterrasse zuzog, krempelte Kuby sein Leben um und folgte ganz seiner Intuition – auch als Filmemacher. Der erfolgreiche Dokumentarfilmer portraitierte im Lauf der folgenden Jahre zahlreiche, zum Teil bisher kaum bekannte Völkergemeinschaften, ihre spirituellen Rituale und Möglichkeiten und die Heilkünste ihrer Schamanen und Heiler. Und er stellte fest, dass deren Methoden zum Teil wesentlich effektiver sind als unsere Schulmedizin und dass es manche unserer chronischen Krankheiten wie z. B. Krebs dort gar nicht gibt.

Wenn man so etwas kurz vor einer Chemotherapie liest, ist das möglicherweise nicht sonderlich hilfreich. Manche Heilungserlebnisse von Clemens Kuby, ob in Tibet oder anderen Himalaya-Ländern, waren so eindrucksvoll, aber überhaupt nicht effekthascherisch beschrieben, dass ich bald alles für möglich hielt. Und genau deshalb klappte ich das Buch jetzt energisch zu. Ich hatte mich mit Kopf und Herz für die Chemotherapie entschieden.

Ich bin durch meine Krankengeschichte letztlich zu einer festen Überzeugung gelangt: Wenn man ja zu Chemotherapie, zu Bestrahlung, einer Operation oder was auch immer sagt, dann muss man es ganz und gar tun! Ich konnte nur so alle Kräfte entwickeln, die ich zur Heilung brauchte. Die Chemotherapie war für mich das Schwert, mit dem ich wie im japanischen KENDO elegant kämpfen konnte. Nur so konnte ich alle Statistiken vergessen und mich zu hundert Prozent auf meine Genesung konzentrieren.

Bei halbherzigen Entscheidungen kann sich das Schwert gegen einen selbst richten, die Nebenwirkungen sind schlimmer und die Substanzen können nicht so effektiv im Körper wirken. Darauf führe ich auch die schlimmen Nebenwirkungen bei meinem ersten Chemozyklus zurück.

Clemens Kuby schreibt: „Der Mensch trägt unendlich viele Möglichkeiten der Selbstheilung in sich. Ob er sie durch geistige oder materielle Mittel aktiviert, hängt davon ab, woran er glaubt, was sein Bewusstsein für wahr und nicht wahr hält. Wirklichkeit ist das, was wirkt." Warum wir eher die Schulmedizin wählen, hat einen triftigen Grund: Es fällt uns einfacher, daran zu glauben und wir haben bei Krebs meistens keine Zeit, uns den anderen Weg in tiefem Glauben anzueignen. Wenn Clemens Kuby mit einer Querschnittslähmung daliegt und Heilungswege sucht, dann hat er Zeit, unendlich viel quälende Zeit. Dem Krebspatienten geht es anders, er muss das nehmen, an das er nicht nur am tiefsten, sondern auch am schnellsten glauben kann, denn nach einer Krebsdiagnose verbreiten alle eine unglaubliche Hektik und drängen zur Eile. Ob das wirklich nötig ist, wenn man bedenkt, dass die meisten Tumore sieben bis zwanzig Jahre unbemerkt wachsen, bevor wir sie entdecken, ist eine andere Frage.

Ich weiß sehr wohl, dass es immer noch viele Mediziner und Psychologen gibt, die der inneren Einstellung keinen hohen Stellenwert beimessen und meinen Standpunkt trotz aller wissenschaftlicher Gegenbeweise sogar ins Lächerliche ziehen. Sonst wären allein schon die Aufklärungunterlagen motivierender gestaltet. „Immer noch", schreibe ich hoffnungsvoll, weil sich zunehmend Neurologen und Psychiater wie der Franzose David Servan-Schreiber publikumswirksam mit diesen Themen befassen.

In seinem populärwissenschaftlichen Bestseller *Die neue Medizin der Emotionen* wertet er spektakuläre, seriöse Studien zu diesen Themen aus. Spektakulär deshalb, weil die Lösungen und Heilungswege manchmal ganz einfach sind, wir sie deshalb gerne übersehen und die Wissenschaft und die Pharmaindustrie sie missachten, weil man damit kein Geld verdienen kann.

Intuition wird in unserem Gehirn dem limbischen System zugeordnet, das direkte Fühlen in Herz und Bauch mit Neuronengeflechten an diesen Stellen im Körper erklärt. Die liebevolle Schwingung, die wir in der Herzgegend spüren können, wenn wir verliebt sind, meditieren oder uns einfach wohligen Gedanken hingeben, erklärt Servan-Schreiber mit einer im EKG messbaren Herzfrequenz. „Herzkohärenz" nennt er das angemessen wissenschaftlich und gibt mir damit endlich die Möglichkeit, energischen Kritikern nicht nur mit diesen „Schwingungen" und dem unerklärlichen „Gefühl im Bauch" entgegenzutreten. Bis dahin hatte ich sprachliche Probleme, mein Handeln und Denken von Küchenpsychologie und Crashkursesoterik scharf abzugrenzen. Endlich kann ich den Kritikern in ihrer Sprache auf ihre Zweifel antworten.

Der Psychoonkologe, der mir in den ersten Tagen auf der Station einen Besuch abstattete, zeigte schnell das milde, aber herablassende Lächeln, mit dem wir oft Kinder behanden, die nach unserer Erwachsenensicht gerade etwas Dummes machen. Freudig und mutig hatte ich ihm nämlich auf die Frage, wie es mir geht, eröffnet: „Sehr gut, ich kann inzwischen verstehen, warum ich hier landen musste. Ich hab den Karren in den Dreck gefahren, also kann ich ihn auch wieder rausziehen!"

Sofort versuchte er vehement, mir diesen Gedanken auszureden. Es gäbe aktuelle Studien, dass die Psyche nicht an der Entstehung von Krebs beteiligt sei. Das solle ich mir mal abschminken, sonst würde ich ja Schuldgefühle bekommen. Und das wäre ganz schlecht. „Das wäre wirklich schlecht", entgegnete ich, „aber ich habe keine Schuldgefühle. Ich fühle mich sogar stärker, wenn ich weiß, dass ich an der Ursache beteiligt war. Dann bin ich nämlich auch an meiner Heilung beteiligt. Das ist doch toll, wenn ich selbst etwas dazu tun kann. Sonst bin ich den Ärzten hier ganz ausgeliefert! Ich fühle mich verantwortlich, aber nicht schuldig!"

Nachdem er mich noch einmal gütig anlächelte, als ob ich leicht schwachsinnig wäre, und sich erneut darum bemühte, mich von meinem Schuldkomplex zu befreien, wies ich ihn höflich darauf hin, dass ich damit sehr gut alleine zurechtkäme. Daraufhin ging er sehr schnell. Wenn er vorbeikam und den Kopf zu mir und Katrin ins Zimmer streckte, komplimentierte ich ihn entweder sehr schnell mit einem bestimmenden „Alles in Ordnung" wieder hinaus. Später versuchte ich ihn manchmal noch von meinen Ansichten zu überzeugen oder ihn zumindest dafür zu öffnen, weil ich augenscheinlich so gute Erfolge damit erzielte. Ich habe keine Ahnung, ob es Spuren hinterlassen hat.

Selbst wenn man sich hundertprozentig für eine Therapie entschieden hat, können manche medizinischen Entscheidungen Angst machen: Was soll gemacht werden? Wie funktioniert das genau? Wie hoch ist die Belastung? Was ist das zu erwartende Ergebnis? Als sich bei mir nach der Chemo, in der Phase der Aplasie, wenn kaum noch weiße Blutkörperchen vorhanden sind und das Immunsystem fast komplett zerstört ist, eine leichte Infektion ankündigte, wollte man mir wie immer die Lunge röntgen. Doch man hatte mich noch nicht einmal abgehört! Auf meine Nachfrage erhielt ich wie so oft die Antwort: „Weil wir das immer so machen!" Ich gab mich mit dieser Antwort nicht zufrieden, fragte hartnäckig nach und gewann den starken Eindruck, dass Ärzte manchmal selbst nicht mehr wissen, warum sie etwas tun.

Dr. Münchhausen, mein Lügenarzt, geriet regelrecht in Erklärungsnot. „Wir röntgen, weil wir wissen wollen, welcher Keim da eventuell in der Lunge sitzt und welches Medikament dann am besten wirkt."

Es war nicht ganz fair, aber ich musste ihn dieses Mal wirklich gegen die Wand laufen lassen: „Das ist ja toll, diese Entwicklung habe ich gar nicht mitgekriegt, dass es jetzt schon Röntgenaufnahmen gibt, mit denen man erkennen kann, welche Keime irgendwo sitzen. Das ist ja toll. Wenn das so ist, machen wir das!" Seine Kollegen der Visite konnten sich das Grinsen kaum verkneifen, denn natürlich musste er jetzt zugeben, dass das technisch gar nicht möglich ist.

Doch sein nächster Geniestreich ließ nicht lange auf sich warten: „Dann machen wir eben eine Bronchioskopie!" Das war die Retourkutsche. Seine Begründung: „Da können wir nämlich eine Gewebeprobe entnehmen und feststellen, was für Keime da sitzen!"

Welche Keime? Es war doch gar nicht klar, sogar sehr ausgeschlossen, dass mein leichtes Fieber durch eine Infektion der Lunge verursacht wurde! Immer noch hatte kein Arzt ein schlichtes Stethoskop bemüht, um meine Atemgeräusche abzuhören. Das wäre der allererste Schritt gewesen. Dafür wollten sie mir nun allen Ernstes unter Vollnarkose einen Schlauch in die Lunge schieben, Gewebeproben entnehmen und die Lunge mit Wasser ausspülen? Das Ganze mit einem hohen Infektionsrisiko. Mein Gefühl sagte sofort „Nein!" Und auch mein Verstand stimmte zu: Sehr wahrscheinlich stand diese Untersuchung in keinem Verhältnis zum Anlass!

Ich telefonierte fleißig und stellte bald fest, dass kein Arzt dieser Welt einen eindeutigen Rat gibt, weil man ihn nachher dafür haftbar machen könnte. Eine spezielle Fragetechnik schafft schnell Abhilfe: „Was würden Sie denn persönlich machen, wenn Sie an meiner Stelle hier liegen würden?" In diesem Falle bekam ich häufig eine klare Meinung, so auch in diesem Fall. Also sagte ich klar: „Nein!" und bat gleichzeitig um ein Gespräch mit dem Oberarzt. Dieser verdient heute noch meinen großen Respekt, da er unumwunden zugab, dass eine Bronchioskopie in diesem Fall tatsächlich falsch und völlig unnütz gewesen wäre.

Auch durch diesen Zwischenfall gewann ich wieder mehr Sicherheit. Heute bin ich davon überzeugt, dass ich unter anderem deshalb ohne Komplikationen durch die Behandlung kam, weil ich viele Dinge achtsam und wachsam verhindert habe.

Viele Menschen und Freundinnen, die ich in dieser Klinik sterben sah, starben nicht an ihrem Krebs, sondern an Organversagen nach Infektionen und der manchmal sinnlosen Masse an Medikamenten. Maximaltherapie und Megaprophylaxe – zur fragwürdigen Sicherheit. Irgendwann strecken Leber und Niere die Waffen eben einfach nieder.

Es gab auf der Station ungefähr fünf Schwestern und Pfleger, denen ich sehr dankbar bin. Ich finde, sie machen ihren Job absolut erstklassig. Mit einem davon bin ich heute noch befreundet. Jochen war in dem ganzen Trubel einfach Mensch geblieben und behandelte seine Patienten auch so. Wenn ich ihn auf dem Gang lauthals lachen hörte, ging morgens die Sonne auf. Er gab mir viele Tipps, wie ich mit den unvermeidbaren Nebenwirkungen besser klar kam, mit ihm diskutierte ich am liebsten über meine Medikamentenpläne und auch darüber, was ich wohl riskieren könnte und was nicht.

Normalerweise war ich immer auf eine möglichst niedrige Dosierung der Begleitmedikamente bedacht, um Leber und Nieren nicht zusätzlich zu den Chemotherapeutika zu belasten. Mit einer Ausnahme: Nachdem ich beim ersten Zyklus so grässliche Erfahrungen mit der Übelkeit gemacht hatte, graute es mir davor besonders. Jochen beruhigte mich: eine höhere Dosis Antiemetika gegen das Erbrechen, und alles wäre in Ordnung. Stimmt. Aber warum bekamen das nicht alle?

Ich habe viele Patienten elendig über ihren Nierenschalen gesehen. Waren das Sparmaßnahmen? Ich kann es nicht beweisen, sondern nur vermuten. Zofran, eines der wirksamsten, aber auch eines der teuersten Mittel gegen Übelkeit, wird nur in Ausnahmefällen und widerwillig verteilt. Kostengünstiges Gastrosil ist bei extremem Brechreiz völlig unwirksam, läuft dagegen massenhaft in die Venen. Es ist fraglich, ob das wirtschaftlich ist, human ist es sicher nicht.

Im Laufe der Behandlung lernte ich bald, auch im Bereich der Hygiene selber auf mich aufzupassen. Katrin war mir in dieser Hinsicht ein guter Lehrmeister. Hygiene ist als Chemopatient, vor allem bei einer Hochdosis, tatsächlich überlebenswichtig. Ungefähr eine Woche nach Abschluss eines Chemozyklus sind nämlich nicht nur (hoffentlich) alle in Teilung befindlichen Krebszellen zerstört, sondern auch fast alle Blutzellen. Die weißen Blutzellen bilden normalerweise das Immunsystem. Fällt ihre Konzentration unter 1000 Leukozyten/dl Blut, dann befindet man sich in der Aplasie, einem relativ gefährlichen Zustand, in dem jeder Keim, jede Bakterie, jeder Virus und jeder Pilz leicht zu einer tödlichen Bedrohung werden kann. Wenn die Zahl der Leukozyten dann gefährlich gegen Null tendiert, wird häufig Neupogen gespritzt, Wachstumsfaktoren, um die Neubildung der Leukozyten im Knochenmark anzuregen.

Oft setzt dann ein richtiger Produktionsschub ein und es werden so viele weiße Blutkörperchen gebildet, dass im Beckenknochen ein richtiger Wehenschmerz entsteht. Nach einer durchwachten Geburtsnacht hatte ich manchmal den Eindruck, genau sagen zu können, wie viele Leukos wohl auf die Welt gekommen waren und wettete bei der ersten Blutabnahme am Morgen immer mit Jochen. Meistens lag ich bis auf die Dezimalstelle hinter dem Komma richtig.

Es gibt während dieser Aplasiephase klare Verhaltensregeln, auch darüber, was man essen sollte. Kein Salat, kein ungeschältes Obst, am besten alles abgekocht, keine Nüsse, wegen der Schimmelpilze, die sich dort gern verstecken. Also auch keine Haselnussschokolade, Kuchen etc.

Ich war immer wieder erstaunt, wie stark die Essensregeln betont wurden, aber am allermeisten darüber, dass ich mein spezielles „Aplasie-Essen" erst dann bekam, wenn meine Aplasiephase wieder vorüber war. Solange, also etwa eine Woche, hat es gedauert, bis Station und Küchenanweisung reagiert haben. Für mich persönlich war das nicht tragisch, denn zum Glück kam ich in den Genuss gesunder Hausmannskost, die meine Mutter jeden Tag frisch für mich kochte. Neben dem vielen Cortison war das sicher ein Grund dafür, dass ich eher zu- als abnahm. Wenn ich die üblichen Klinikmenüs so betrachtete, war ich sicher, nach ein paar Monaten wäre ich weder an meinem Krebs, noch an der Therapie, aber vielleicht an Skorbut gestorben. Das ist etwas übertrieben, aber das Essen in Krankenhäusern ist wirklich ein Skandal. Menschen, die gesund werden sollen, bekommen tot gekochte Industriekost mit einer Masse an künstlichen Geschmacksverstärkern, Farbstoffen und anderen chemischen Hilfsmitteln.

Lachen muss ich auch heute noch über den Ausspruch einer jungen Ärztin, als ich sie um Vitamininfusionen bat. Ich fand das in meinem Zustand medizinisch durchaus begründbar, sehr viele Ärzte übrigens auch. Außerdem hätte es mir alleine in meiner Vorstellung gut getan, wenn noch etwas ganz „Gesundes" in meine Adern fließt. Sie wehrte das mit einem ironischen Schmunzeln als völlig lächerlich ab: „Die neuesten wissenschaftlichen Erkenntnisse belegen, dass ein Mensch mindestens drei Monate ohne jegliche Zufuhr von Vitaminen überleben kann. So etwas brauchen auch Sie nicht!"

Ich hätte die Vitamine privat bezahlt, aber selbst das wurde mir verwehrt. Ich kapitulierte, behalf mich wenigstens mit Vitamintabletten in hoher Dosierung. Heute würde ich anders reagieren, mir die Infusionen selbst besorgen und auch selbst an meinen Portanschluss anhängen. Aber das habe ich mich damals noch nicht getraut. Und ich muss mir diesen Mut hoffentlich auch nie beweisen.

Auch wenn ich im Normalfall zu Hause kein Hygienefanatiker bin, sorgte ich in diesem Bereich in der Klinik beständig und penibel für Nachhilfe, denn auf einer onkologischen Station gelten andere Spielregeln. Als ich „eincheckte", grassierten gerade antibiotikaresistente Darmbakterien. Große Warnschilder markierten die betroffenen Quarantäne-Zimmer auf jeder Station. Wenn sich bei den regelmäßigen Tests herausstellte: positiv, bedeutete das Höchststrafe. Man durfte sein Zimmer nicht mehr verlassen, jeder Besucher musste Schutzkleidung, Mundschutz und Handschuhe tragen. Derart eingesperrt zu werden, davor graute es Katrin und mir am meisten. Unser Aktionskreis war ohnehin schon minimal. Cafeteria, Balkon, kleine Spaziergänge. Wenn das auch noch wegfiel? Akribisch achteten wir auf die Händedesinfektion, die Desinfektion der Toilette und der Möbel.

Wenn die Putzfrau da war, putzten wir mit Desinfektionsmittel hinterher, wer weiß, wo sie das Wasser vorher schon benutzt hatte? Einmal erwischte Katrin eine Putzfrau, wie sie unsere Dusche mit der Klobürste putzte – mit der Klobürste aus einem anderen Zimmer! Sie kennen den Spruch: Vertrauen ist gut, Kontrolle ist besser. Wir wurden beide jedenfalls von dem zähen Keim verschont.

Jedes Mal, wenn ich ein neues Zimmer bezog, putzte ich gründlich, vor allem das Bettgestell und den Nachttisch. In den Ecken hatte sich oft eine schwarze schmierige Schicht abgelagert. Und jedes Mal kam der Kommentar: „Das brauchen Sie nicht noch mal zu putzen, das ist frisch geputzt!"

Als mir das erste Mal die Schläuche meiner Infusionen auf den Boden fielen und ich sie schnell wieder aufheben wollte, wurde ich von Katrin sofort gestoppt. „Halt! Wenn die Schläuche auf dem Boden liegen und du sie dann wieder ins Bett legst, holst du dir die Keime direkt ins Bett. Desinfizier sie vorher." Diese klare Anweisung haben übrigens auch die Schwestern! Man muss keine Zwangsneurose entwickeln, aber gerade Schwestern muss man immer wieder stoppen, wenn sie ohne nachzudenken in ihrer etwas abgestumpften Routine Dinge vom Boden ins Bett befördern. Die Krönung war, als eine Schwester das ganze Zubehör einer Infusion und gebrauchte Handschuhe von meiner Bettnachbarin auf meinem Kopfkissen ablegte. Die Frau neben mir hatte eine schwere Infektion und hohes Fieber, ich selbst war in der Aplasie und hatte eine Leukozytenquote um 200, normal sind 4–5000 Leukos/dl Blut. Also: Höchste Infektionsgefahr.

Genau dasselbe Risiko besteht, wenn Pfleger immer wieder ohne oder mit gebrauchten Handschuhen an Venenzugänge fassen und Anschlüsse wechseln.

Mit welcher Bedenkenlosigkeit man zum Teil mit Patienten umgeht, zeigt auch ein anderes Beispiel: Eine Bluttransfusion, die ich regelmäßig bekommen musste, wenn der Hämoglobinwert der roten Blutköperchen unter den Grenzwert sank, war mit Mumpsviren verseucht. Der Spender hatte sich nach Ausbruch seiner Mumpserkrankung, kurz nach dem Blutspenden, verantwortungsbewusst sofort in der Blutspendezentrale gemeldet. Zu diesem Zeitpunkt hatte ich das Blut mit den Erregern nur leider schon in meinen Adern. Das war Pech und ein dummer, seltener Zufall, denn weder der Spender noch ich als Empfänger hatten Antikörper gegen diese Viren. Die Aufregung war groß – Mumpsviren bei einer Patientin ohne funktionierendes Immunsystem? Dem Oberarzt war es sichtlich peinlich: „Und das ausgerechnet bei Ihnen", der Ärger schien vorprogrammiert. Aber was sollte ich mich gegen das Schicksal wehren? Für diesen Fehler konnte wirklich niemand etwas, deshalb musste ich einfach abwarten, was passiert. Durch eine Infusion von Immunglobulinen – das sind konzentrierte Antikörper – versuchte man, eine Infektion zu verhindern.

Der eigentliche Skandal für mich war gar nicht der Vorgang an sich, sondern die völlig bedenkenlose Gefährdung der restlichen Patienten durch mich. Als ich zur Infusion der Antikörper in die Klinik kam, sagte mir eine junge Ärztin: „Ach, dann legen wir sie auf Zimmer 18, da ist gerade ein Platz frei." Ich war skeptisch und fragte: „Ach, Sie wissen also, dass diese Frau schon Mumps hatte und immun ist?"

„Nein, wieso?" fragte die Ärztin zurück.

„Weil ich sehr wahrscheinlich mit Mumps infiziert bin und diesen Mundschutz hier nicht zu meinem Schutz, sondern zu Ihrem und dem der anderen trage. Weil ich jemanden anstecken könnte!"

„Ach so", winkte die Ärztin ab, „die Patientin in Zimmer 18 hat nur Ovarialkrebs, das ist nicht so schlimm." Ich konnte es nicht fassen, weigerte mich ganz einfach, mich in das Zimmer zu legen und bestand darauf, die Infusion in einer Abstellkammer zu bekommen. Zum Glück brach der Mumps bei mir nicht aus und ich kam ohne weitere Komplikationen durch die Aplasiephase.

## Tipps und Anregungen für Betroffene

### Im Klinikalltag leichter und sicherer (über)leben

**Kontrolle** – Lassen Sie sich Behandlungsprotokolle schriftlich aushändigen und überwachen Sie den Ablauf. Überprüfen Sie die Medikamentengaben, manchmal sind überflüssige Medikamente dabei oder es werden welche vergessen.

**Bedenkzeit** – Wenn Ihnen eine Untersuchung oder Behandlung vorgeschlagen wird, müssen Sie nicht sofort ja oder nein sagen.

Bitten Sie um Zeit, überlegen Sie zusammen mit Ihrem „Kompetenz-Team". Informieren Sie sich und spüren Sie nach: Was will ich? Was brauche ich?

**Wohlfühl-Prophylaxe** – Stellen Sie eine ausreichende Versorgung mit Antiemetika gegen die Übelkeit sicher! Erbrechen während der Chemo muss in den meisten Fällen nicht sein.

**Hygienefaktor** – Sorgen Sie selbst für Hygiene im Krankenzimmer. Klinikböden sind regelrechte Petrischalen für Krankheitserreger und werden vom Personal von Zimmer zu Zimmer verschleppt! Stellen Sie eine gute Grundhygiene sicher. Heben Sie keine Gegenstände vom Klinikboden auf. Wenn doch, dann nur mit Handschuhen und desinfizieren Sie den Gegenstand sofort. Achten Sie auch darauf, dass ihre Infusionsschläuche nicht auf dem Boden schleifen.

Auch vom Klinikpersonal können Sie ein konsequentes Einhalten der Hygieneregeln einfordern. Sie erhalten Hygieneregeln schriftlich bei der Stationsleitung oder der Klinikleitung.

**Nachsicht** – Fehler passieren überall, verzeihen Sie diese auch und nehmen dem Personal einfach etwas ab. Sie müssen sich schließlich nur um einen Patienten kümmern, um sich selber. Die Pflegekräfte noch um viele andere.

**Selbsthilfe** – Das Personal kümmert sich nicht um Ihre Beschwerden? Bestehen Sie darauf oder: Helfen Sie sich selbst. Sie haben wieder einmal entzündete Venen? Dann verlangen Sie einen Quark und Verbandsmaterial und machen sich selbst einen Quarkwickel. Vielleicht fallen Ihnen für andere Beschwerden weitere Hausmittel ein, die Ihnen mehr Erleichterung verschaffen als Chemie. Nehmen Sie sich die Freiheit, sie anzuwenden, aber informieren Sie die Ärzte darüber, auch über die Einnahme von Vitaminen, homöopathischen Mitteln, Enzymen etc.

**Krankenakte** – Sie haben ein Recht auf Ihre Krankenakte, Sie dürfen sie auch kopieren. Keinen Zugriff hat man normalerweise auf die persönlichen Notizen der Ärzte und deren subjektive Einschätzung, beispielsweise über die psychische Verfassung.

**Versorgung** – Liebe und Gesundheit gehen durch den Magen. Wenn Sie die Möglichkeit haben, lassen Sie sich von außen mit hochwertigen Lebensmitteln versorgen. Klinikessen ist nicht immer gesundheitsförderlich und weckt meist keine Lebensgeister.

# 13. Platz an der Sonne –
## ein Krankenzimmer darf gemütlich sein

Als ich einmal mit meiner schönen Glasteekanne in die Küche marschierte, um heißes Wasser zu holen, amüsierte sich eine Schwester:

„Na, Sie haben es sich hier aber gemütlich eingerichtet, das ist ja fast wie zu Hause."

„Ja, ich bin hier zu Hause. Im Moment wohne ich hier!", entgegnete ich. Da schaute sie mich erschrocken an. Soweit hatte sie noch gar nicht gedacht, denn sie selbst ging ja jeden Abend wieder nach Hause, ich aber blieb.

Wer nur kurz in einer Klinik ist, kommt vielleicht ganz gut mit der funktionalen, kargen Einrichtung klar. Er hat lediglich eine kleine Durststrecke zu überstehen. Wenn sich eine Behandlung aber über Wochen und Monate erstreckt, werden äußerliche Rahmenbedingungen und der Wohlfühlfaktor sehr wichtig. Wer sich wohl fühlt, kann Heilungskräfte besser mobilisieren und sich regenerieren.

Um seine Persönlichkeit auszubreiten, bleibt einem in einer Klinik nur ein Klinikbett und ein Standardnachttisch, vielleicht noch ein Regalbrett oder eine Fensterbank. Begrenzt wird der Individualismus noch durch einen Zimmernachbarn, der auf Armeslänge entfernt ebenfalls versucht, ein wenig „Ich" zu bleiben. Es ist klar, dass persönliche Ausbreitung da in erster Linie durch Rücksichtnahme bestimmt wird – im Idealfall.

Mir machte vor allem das kalte Licht im Zimmer zu schaffen. Heute, nach der langen Zeit in der Klinik, reagiere ich geradezu allergisch darauf und achte in meinem Haus überall auf eine warme, gemütliche Lichtstimmung. Das geht in der Klinik mit ein paar Tricks auch.

Die Leuchtstoffröhren über dem Bett sind so grell, dass man

darunter operieren könnte – und so fühlt man sich manchmal auch wie auf einem OP-Tisch. Man kann sie zwar nicht dimmen, aber mit Stoff zuhängen, etwas abmildern und „einfärben". Bei meinem ersten Ausflug in die Stadt besorgte ich mir als erstes ein stabiles Pareo-Tuch, das man normalerweise am Strand um die Hüften wickelt. In dunklem Orange, mit zartem Batik-Muster. Das beschwerte ich zu Anfang mit Steinen auf der Lichtleiste über meinem Bett und ließ es lose herunterhängen. So leuchtete nicht nur das Licht hinter mir in warmem Sonnenorange, auch meine gesamte Rückfront erschien plötzlich wohnlich und gemütlich. Als mir zweimal die Steine auf den Kopf fielen, weil ich am Tuch hängen blieb, befestigte ich die Tuchenden einfach mit Klarsicht-Pflastern, mit denen normalerweise Katheterschläuche am Schlafanzug festgeklebt werden.

Jeder der ins Zimmer kam, auch die Ärzte und Schwestern, staunten, „Bei Ihnen ist es aber gemütlich." Ja, und es war so einfach.

Licht und Farben wirken direkt auf unsere Psyche, so genannte Farbtherapien haben einen regen Zulauf, sind bislang aber wissenschaftlich noch nicht bewiesen. Grundsätzlich gilt zu diesem Thema: Farben können so heilen wie auch der Glaube an eine Therapie heilen kann.

Es gibt ganz sicher keine Farbe gegen Krebs, das wäre phantastisch, aber Sie haben genügend Zeit, nachzuspüren, welche Farben Ihnen gerade jetzt besonders gut tut. Dazu ein paar Orientierungspunkte:

Orange ist die Kombination aus Licht und Wärme, also erhellend und erwärmend. Gleichzeitig ist Orange nicht so schwer und schwül wie ein dunkles Rot, sondern leicht und vergnügt. Orange ist die Farbe der Kommunikation und des Wandels. Sie macht fröhlich und wärmt die Seele.

**Gelb** ist die Farbe der Sonne und des Lichts, symbolisch die Farbe des Verstandes. Die Erleuchtung wird oft gelb dargestellt. Ein Zimmer in „warmem" Gelb wirkt sonnendurchflutet und vergnügt.

**Grün** ist die Farbe der Hoffnung und die Farbe der Mitte. Sie beruhigt die Gedanken. Schon Goethe schreibt in seiner Farbenlehre: „Man will nicht weiter, man kann nicht weiter." Deswegen wird für Zimmer, in denen man sich viel aufhält, meist die Farbe grün gewählt.

**Erdfarben** „erden" und „verwurzeln" im wahrsten Sinne des Wortes. Brauntöne schenken Geborgenheit, spenden Wärme, ohne heiß zu wirken. Damit Braun nicht düster wirkt, sollte immer orange oder gelb dazu kombiniert werden.

**Blau**, die absolute Lieblingsfarbe der Deutschen, kühlt hitzige und nervöse Gemüter ab, aber ein blauer Raum oder blaues Licht wirken kalt und leer. Blau ist also für ein Krankenzimmer weniger zu empfehlen.

Der intuitive Griff zum orangefarbenen Tuch hat sich bei mir also sogar nach den Regeln der Farbpsychologie bestätigt.

Wichtig war mir außerdem immer mein privates „Schmusekissen", ein duftendes Dinkel-Kräuterkissen mit schönem Überzug, das mir in der Krankenhausbettwäsche ein bisschen Privatsphäre vermittelte. Alle Schwestern fanden mich wohl sehr unordentlich, weil ich mich in meiner Zimmerecke gründlich ausbreitete.

Der Nachttisch war komplett belegt mit meinen verschiedenen Kristallen und Edelsteinen, die ich auf einem grünen Samttuch dekorierte. Man muss nicht an die Heilkräfte von Steinen glauben, aber es sieht wunderschön aus, wenn die Sonnenstrahlen ihre Oberfläche zum Leuchten bringen. Oft hatte ich nichts anderes zu tun, als dieses Spiel zu beobachten, zum Beispiel wenn nach einer Rückenmarkspunktion starke Kopfschmerzen Lesen und andere Beschäftigungen unmöglich machten. Meine Dekoration war für mich längst zu einem Ritual geworden und mit Tuch, Büchern und Edelsteinen fühlte ich mich auch in einem neuen Zimmer schnell wieder zu Hause.

Ich merkte besonders während der Chemo, dass ein Zimmer mit Aussicht für mich fast lebenswichtig war. Man verbringt in solchen Extremsituationen oft Stunden damit, nur aus dem Fenster zu schauen. Eine kahle Klinikmauer als Ausblick macht da schnell depressiv. Ich glaube, es war kein Zufall, dass mein Aufenthalt in genau solch einem Zimmer ohne Aussicht der schwerste und komplikationsreichste war und ich dieses eine Mal nur knapp einer Lungenentzündung entging.

Da ich mich nicht wohl fühlte, vergrub ich mich zunehmend mehr im Bett, stand weniger auf, war nicht so aktiv wie sonst. Auch zur Atemgymnastik und anderen Übungen konnte ich mich nicht mehr aufraffen. Normalerweise stand mein Stepper, ein Gerät, dass das Treppensteigen simuliert, am offenen Fenster und ich trainierte jeden Tag. Jetzt stand er unterm Bett, in der stickigen Luft hatte ich keine Lust dazu. Auf die Idee, mir eine Sauerstoffmaske zu besorgen, kam ich leider erst später. Je häufiger man liegen bleibt, umso träger wird man, setzt dann die schwere Aplasiephase ein, in der es einem sowieso richtig schlecht geht, kommt man gar nicht mehr aus dem Bett.

Ein Teufelskreis – je weniger man sich bewegt, umso weniger wird die Lunge belüftet, umso mehr steigt das Risiko einer Infektion. Und diese fesselt einen dann erst recht in der Horizontalen. Es ist nicht das Zimmer, das den Therapieverlauf schwerer macht, es ist unser Verhalten, das sich ändert und sich negativ auswirkt.

Deshalb habe ich mich in diesem Fall wieder einmal auf eigene Faust entlassen, obwohl ich spürte, dass es diesmal auch schief gehen könnte. Aber noch sicherer wusste ich, dass es erst recht bergab ging, wenn ich in diesem Zimmer bliebe und erstmal am Antibiotikatropf hinge. Zu Hause bekam ich die beginnende Lungenentzündung mit Antibiotikatabletten dann ganz gut in den Griff. Und ich ging jeden Tag zweimal mit meinem Hund spazieren.

Nach dieser Erfahrung organisierte ich mir immer einen Fensterplatz – wenn möglich mit Aussicht auf einen Baum. Denn ein Baum schenkte mir unglaublich viel Kraft. Im Qi Gong hatte ich gelernt, dass Pflanzen und Bäume Energie abgeben können, wenn man vorher fragt, ordentlich darum bittet und sich bedankt. In dem Kurs hatte ich das noch etwas überheblich belächelt.

Jetzt blieb mir sehr oft lediglich „mein Baum" vor dem Fenster. Ihm konnte ich alles (im Stillen) erzählen. Ich sah, wie er unter der Schneelast zu ächzen hatte, dem Sturm stand hielt, die ersten Blätter bekam, den Vögeln ein Zuhause bot, wie sie sich auf ihm vergnügten, wie seine Blätter rauschten. Er war da. Stoisch. Tief verwurzelt inmitten der Großbaustelle vor meinem Fenster. Und er schenkte mir Energie, immer wenn sie drohte, in mir zu versiegen – er war einfach da und teilte. Deshalb fragte ich bei jedem „Check-in" ausdrücklich nach einem Fensterplatz.

Meistens kann man sehr gut mit den Schwestern über solche Vorlieben reden, auch mit seinen Mitpatienten. Katrin und ich haben uns prima ergänzt, während ich auf einen Fensterplatz nicht verzichten konnte, war ihr der Platz an der Badtür lieber.

Katrin war nämlich eine „faul-gemütliche" Leseratte, die sich während ihrer Chemotherapie wie in einen Kokon hüllte. Und so konnte sie ins Bad, ohne ihr Infusionsgerät vorher ausstecken zu müssen.

Mit Katrin war nichts ein Problem, im Gegenteil. Mit ihr ein Zimmer zu teilen war ein Gewinn. Oft bestellten wir uns in unserem Chemo- und Cortison-Heißhunger zusammen eine Pizza und schlemmten nachts um elf mit Cola, natürlich ohne Salat. Cortison regt den Appetit an und löst unter Umständen richtige Fressattacken aus. Ein Grund, warum Krebspatienten während der Chemo unter Cortison oft eher zu- als abnehmen.

Unsere Gelage waren zwar nicht gerade das, was Krebsdiäten empfehlen, aber nachdem ich mich anfangs sehr gesund ernährt habe und nur noch selbstgebackenes Brot aß, steigerte sich mein Appetit auf „Junk-Food" im Verlauf der Chemotherapie ins Unermessliche. Katrin und anderen ging es genauso, das beruhigte mich. Chips, Cola, Pommes, Pizza, mexikanisches Essen. Das muss daran liegen, dass der Geschmackssinn stark leidet und die scharf gewürzten und salzigen Sachen deshalb Genuss versprechen. Auch die hohe Dosis an Geschmacksverstärkern in diesen Produkten mag eine Rolle spielen. Am Anfang hatte ich ein extrem schlechtes Gewissen. Sollte ich mich nicht gerade jetzt „gesund" ernähren? Aber weil ein Schuldgefühl ungesünder als miserable Kost ist, änderte ich den Blickwinkel: Im Moment lief soviel Gift in meinen Körper, ein paar Geschmacksverstärker würden mich auch nicht umbringen. Ich würde mich später wieder „aufbauen".

Das netteste Chipsgelage veranstalteten wir während eines „Bed-In" an einem Schneesturmwochenende im April. Katrin, die Ärzte und Schwestern hatten netterweise nichts dagegen, dass meine Tochter am Wochenende im Krankenhaus übernachtete. Wir schoben also ein drittes Bett in unsere Mitte und hatten so eine fast durchgängige Matratzenfläche. Diese Insel haben wir fast das ganze Wochenende nicht verlassen, Karten gespielt, „geglotzt" und zu dritt viel gelacht, Tränen gelacht. Es war herrlich.


## Tipps und Anregungen für Betroffene

### Sich wohlfühlen und gesund werden

Gemütlichkeit – Krankenzimmer sind, wenn Sie Glück haben, sauber, aber selten gemütlich. Trauen Sie sich ruhig, selbst dafür zu sorgen. In einer Umgebung, in der Sie sich wohl fühlen, den Himmel und Bäume sehen, werden Sie schneller gesund – das ist bewiesen.

**Aussicht** – Haben Sie ein Lieblingszimmer oder einen Lieblings-platz? Vielleicht mit einer schönen Aussicht auf einen Baum? Sie können nicht darauf bestehen, aber immer wieder höflich nach-fragen. Möglicherweise können Sie auch aufrücken, wenn ein Platz frei wird.

**Farbe** – Sorgen Sie mit harmonischen Tüchern und Stoffen für eine schöne Farbatmosphäre und hängen Sie diese so über die Lampen, dass nichts heiß werden und anbrennen kann, aber ein schönes, warmes Licht entsteht.

**Duftlampen** – Nutzen Sie die Aromatherapie und vertreiben Sie Krankenhausgerüche. Stimmen Sie sich mit Ihrem Bettnachbarn ab. Auch er soll den Duft mögen. Lavendel beruhigt, Rosmarin und Melisse desinfizieren, Zitrone und Orange erfrischen und be-leben.

**Accessoires** – Eigene Kissen, eine eigene Teekanne, Lieblingstas-sen oder eigene Bilder an den Wänden bringen etwas Heimat ins Krankenzimmer. Ich liebte meine große Rosentasse auf meinem Nachttisch und habe meine Wände mit eigenen Bildern und Mo-tiven dekoriert. (Bitte keine Nägel in die Wand schlagen, das ver-steht sich von selbst!)

**Lebensmittel** – Die meisten Stationen haben Kühlschränke für Pa-tienten, in denen Sie eigene Lebensmittel lagern können. So kön-nen Sie das essen, worauf Sie Lust haben. Auch das ist ein Stück Freiheit! Aber Vorsicht: Den Kühlschrank fassen alle an. Holen Sie Ihre Lebensmittel am besten mit Handschuhen.

**Trinken** – Verwöhnen Sie sich mit leckeren Teesorten, die billigen Kliniksorten verleiden es einem schnell. Sie sollten während einer Chemotherapie viel trinken – den Kaffeegenuss dagegen stark einschränken, denn Kaffee entwässert zusätzlich.

Rücksicht – Beachten Sie die Grundregeln des „Anstands" und respektieren Sie die Intimsphäre des anderen. Sie sind eben doch nicht zu Hause, sondern mit einem wildfremden Menschen im Zimmer. Finden Sie gemeinsame Regeln und versuchen Sie, das Beste daraus zu machen.

Sollten Sie einmal gar nicht mit einem Zimmernachbarn klar kommen, bitten Sie die Stationsleitung, Ihnen ein anderes Zimmer zu geben.

Kuscheln – Wenn Sie sich wünschen, dass Ihre Kinder oder Ihr Partner wieder einmal bei Ihnen übernachten können: Fragen Sie! Oft ist das möglich. Vor allem, wenn Sie an Feiertagen aus gesundheitlichen Gründen in der Klinik bleiben müssen und die Stationen nur halb belegt sind.

Freiheit – Verlassen Sie das Zimmer so oft es geht. Sonst bekommen Sie schnell einen „Klinikkoller". Spaziergänge, am besten in der freien Natur, helfen. Wenn Sie einmal ganz dringend einen Tapetenwechsel brauchen und körperlich nicht zu schwach sind, können Sie sich jederzeit auf eigene Verantwortung entlassen oder beurlauben. Ich habe das oft getan, und wenn es nur für zwei Stunden zum Essen beim Mexikaner oder meinem Lieblings-italiener war.

# 14. Farbspiele –
## mit Imagination besser durch die Chemo

Farben spielten für mich auch eine wichtige Rolle, um eine möglichst positive Vorstellung mit der Chemotherapie zu verbinden. Nachdem ich mich einmal für sie entschieden hatte, war mir vollkommen klar, dass ich diese Therapie zu meiner Therapie machen und sie mit so vielen positiven Eigenschaften wie möglich belegen musste. Auf die Idee, jeder Substanz eine Farbe zuzuordnen, brachte mich die unfreiwillige Recherche nach den verschiedenen Zytostatika. Das sind die verschiedenen Zellgifte, die Krebszellen in der Teilung stoppen und dadurch vernichten sollen.

Keiner der Ärzte konnte mir die einzelnen Medikamente erklären oder genau sagen, woraus sie hergestellt werden. Also recherchierte ich selbst und war prompt begeistert.

Die Vincaalkaloide (Vinblastin, Vincristin, Vinorelbin und Vindesin) zum Beispiel werden aus dem Madagaskar-Immergrün, *Vinca rosea,* hergestellt. Eine giftige Pflanze, die bei Krebserkrankungen auch homöopathisch verabreicht wird. Sie blüht in strahlendem Pink. Jedes Mal, wenn ich nun die kleine Spritze mit dem hochwirksamen, glasklaren Gift in meinen Katheder bekam, floss in meiner Vorstellung das kräftige Blütenpink durch meine Adern, durchspülte mich bis in den letzten Winkel, floss dann wieder aus mir heraus und nahm alle Krebszellen mit.

Eine schöne Geschichte gibt es auch zu den Phyllotoxinen, Etoposid und Teniposid. Diese wurden ursprünglich aus den Wurzeln des „American Mandrak" gewonnen, auch „Devils Apple" (Teufelsapfel) genannt. Die nordamerikanischen Indianer kannten die Wirkung des vanillegelb blühenden Strauchs genau, leicht dosiert schluckten sie das starke Gift gegen lästigen Wurmbefall, benutzten es aber auch zum ritualisierten Opferselbstmord. Manch einer wird das nun nicht gerade beruhigend finden, aber ich musste immer grinsen, wenn ich Etoposid oder Teniposid gespritzt bekam. Ich stellte mir nämlich nicht nur die wohltuende vanillefarbene Welle in meinem Körper vor, sondern auch den stolzen Indianerhäuptling, der sich in aller Würde umbringt! Doch ich gebe zu, dazu braucht man schon eine Portion Galgenhumor. Etwas harmloser war dagegen die andere Vorstellung: Würmer würde ich nach dieser Behandlung sicher keine haben – Krebs hoffentlich auch nicht mehr.

Bei anderen Substanzen war der Ursprung zwar weniger romantisch, da rein synthetisch, aber die Farbzuordnung trotzdem leicht.

Methotrexat ist im Beutel leuchtend, fast giftig gelb, das war gut so. Denn es ist besonders wichtig, MTX schnell wieder auszuscheiden, da sonst die Nieren geschädigt werden können. Also schüttelte ich mit einer Qi-Gong-Übung die grell-gelbe Flüssigkeit durch den Körper, von oben nach unten, als ob ich eine schmutzige Kaffeetasse mit Wasser ausschwenkte. So transportierte ich das „Gelb" sorgfältig nach unten, bis zu den Punkten genau in der Mitte meiner Fußballen. Das sind im Qi Gong die „sprudelnden Quellen", über die man „schlechte Energien und Schlacke" abfließen lassen kann.

Nach der Behandlung wird mit regelmäßigen Blutentnahmen ständig der MTX-Spiegel überwacht, um im Notfall Folinsäure zu verabreichen, ein Neutralisierungsmedikament, das Schäden an Schleimhäuten, Niere und Lunge verhindert. Alle staunten immer, wie schnell mein Körper in der Lage war, das MTX wieder komplett auszuscheiden. Zufall?

Wie wichtig eine positive Belegung der Farben ist, zeigt auch folgendes Beispiel: Der Wirkstoff Antrhazyklin namens Doxorubicin war dunkel, leuchtend Rubinrot.

Anthrazykline sind stark kardiotoxisch, können also das Herz schädigen.

Doch ich war mir sicher, dass mir genau diese dunkelrote „Herzfarbe" Schutz davor bieten würde. Tatsächlich wurde in allen Kontrolluntersuchungen nie eine Schädigung des Herzmuskels festgestellt, obwohl ich regelmäßig sogar vier verschiedene Herz schädigende Medikamente erhielt.

Manche Patienten haben so große Angst vor der leuchtend roten Substanz, dass sie die Farbe rot generell nicht mehr ertragen können und sich schon beim Anblick von Erdbeeren übergeben müssen. Bei solchen Patienten reicht oft schon der Gang in die Klinik zur Chemobehandlung aus, um Erbrechen auszulösen. Das muss nicht sein. Ich habe mich während meiner hoch dosierten Chemotherapie kein einziges Mal übergeben.

Alle Substanzen meiner Chemo kann ich gar nicht aufzählen, aber eine Substanz verdient noch Erwähnung. Ifosfamid – das Schreckgespenst, über das viele Gerüchte und Anekdoten auf unserer Station umhergeisterten. Ifosfamid kann halluzinogene Nebenwirkungen, also Neurosen und Zwangsvorstellungen, auslösen.

David, ein junger Mann mit einem Lungensarkom, sah eine ganze Gruppe Mexikaner um sein Bett stehen, die für ihn „La Cucaracha" sangen. Darüber haben wir oft gelacht. Andere haben in fremden Zimmern vom Balkon gepinkelt oder andere Peinlichkeiten angestellt. Mir war also etwas mulmig, als mir das erste Mal „Ifo" angehängt wurde. Was würde bei mir passieren?

Wir waren nicht mehr im Zeitplan und es war bereits acht Uhr abends, als die Infusion startete. Sie würde bis in die Nacht hinein dauern. Es war dunkel, was mich nicht unbedingt beruhigte. Instinktiv verpasste ich meinem „Ifo" die Farbe blau, um es abzukühlen und meinen Geist klar zu machen. Während den gesamten sechs Zyklen suchte mich nach Ifosfamid keine einzige Zwangsvorstellung heim. Zufall?

Viel später erfuhr ich, dass es auch für Ifosfamid einen Antagonisten, eine Rettungsmedizin gibt, die verabreicht wird, wenn die Halluzinationen zu stark werden. Und dieses Medikament ist, na? Leuchtend Blau!

Die Grundidee zur Visualisierungstechnik habe ich Carl Simonton zu verdanken. Der amerikanische Onkologe entwickelte zusammen mit seiner Frau Stephanie, einer Psychologin mit dem Schwerpunkt Motivationspsychologie, bereits 1969 eine Visualisierungstechnik, um Krebspatienten aktiv an ihrer Heilung zu beteiligen.

Wie viele Krebsspezialisten auch, stellte er sich die Frage, warum manche Patienten überleben und andere nicht, obwohl Diagnose und Behandlung exakt gleich waren. Das Forscherpaar stellte unter den Überlebenden einen wesentlich stärkeren Überlebenswillen fest. Wichtig dabei ist laut den Simontons der „echte" Überlebenswille. Es gibt unzählige Menschen mit schweren Krankheiten, die große Angst vor dem Tod haben und behaupten, sie wollten überleben. Dabei hören sie weder auf zu rauchen, zu trinken oder sich falsch zu ernähren. Nicht einmal das ist es ihnen wert.

Ich bin bestimmt kein Asket und schätze die Genüsse des Lebens sehr. Genießen können bedeutet für mich aber: liebevoll mit sich umgehen, sich Gutes tun. Zigaretten, zu viel Alkohol oder schlechtes Essen zeigen meinem Körper nur: Ich will dir schaden, du bist mir nichts wert, ich behandle dich schlecht.

Der „echte" Lebenswille ist nicht nur gottgegeben, sondern – und das war die spannende Idee der Simontons – er müsste sich durch verschiedene Techniken entwickeln und stärken lassen! Die moderne Resilienzforschung zur psychischen Widerstandsfähigkeit untersucht ganz ähnliche Phänomene.

Seit über 35 Jahren arbeitet Simonton mit einer speziellen Visualisierungsmethode. Seine eigenen Forschungsanordnungen, Ergebnisse und Statistiken sind beachtlich und wecken Hoffnung. Viele Patienten überleben trotz tödlicher Diagnose, die meisten leben zumindest länger als prognostiziert und fast alle leben wenigstens „besser".

Dass die Methode so angegriffen wird, scheint auch damit in Zusammenhang zu stehen, dass sie dem Patienten eine größere Rolle zuweist. Da wird ein Machtanspruch verteidigt, der gar nicht nötig wäre. Nämlich dann, wenn Arzt und Patient sich wirklich irgendwann als Team verstehen. Eigentlich ist es höchst sonderbar, dass diese Methode so viele Gegner und Skeptiker auf den Plan ruft, da sie weder Risiken noch Nebenwirkungen birgt und nicht einmal Geld kostet! Auch einen Absolutheitsanspruch, wie er ihm oft vorgeworfen wird, konnte ich bei Simonton nicht finden.

Um die Methode nach Simonton auszuprobieren, muss niemand einen teuren Workshop besuchen, niemand überteuerte „spezielle" Vitaminmischungen kaufen und niemand für zigtausend Euro in eine Spezialklinik. Ein Taschenbuch mit CD, „Wieder gesund werden", jeden Tag ein wenig Zeit und ein ruhiger Platz sind völlig ausreichend. Wer sich persönliche Anleitung wünscht, findet sie bei Simonton-Therapeuten, ein paar Stunden reichen oft schon aus, bis man in der Methode sicher ist.

Die Logik funktioniert folgendermaßen: Im Zustand tiefer Entspannung stellt sich der Krebspatient seine weißen Blutkörperchen vor. Diese sind möglichst stark, intelligent, kräftig und hungrig. Die Krebszellen dagegen stellt er sich schwach, unorganisiert, dumm und anfällig vor, wie eine grau schwabbelige Masse. Bildlich führt man sich jetzt eine clevere Armee vor Augen, wie sie einfach und gründlich alle Krebszellen aufspürt und „aufräumt".

Die Kunst liegt darin, das beschreibt Simonton sehr anschaulich und genau, dieses Schauspiel nicht zum aggressiven Ballerspiel ausarten zu lassen. Seinen Krebs zu bekämpfen heißt nicht Krieg, denn das hieße Krieg gegen sich selbst zu führen. So wie wir auch einem Kind gegenüber ein ganz klares „Nein" liebevoll formulieren können, so machen wir auch den Krebszellen unmissverständlich klar: Wenn ihr euch so asozial verhaltet, ist für euch hier kein Platz!

Meine Freundin Sandra hatte für ihre Krebszellen ein schönes Bild: „Es sind Zellen, die die Liebe vergessen haben!" In diesem Satz steckt viel Wahrheit. Krebszellen haben den geordneten Zellverband verlassen, sind Einzelkämpfer, auf grenzenloses Wachstum gepolt.

Simonton empfiehlt, die weißen Blutkörperchen und die Krebszellen zu malen. Meine Leukos waren kleine, weiße zottige Biester mit einem großen, hungrigen aber lachenden Maul. Sie sahen putzig und clever aus. Ich mochte sie. Die Krebszellen stellte ich mir als zu weiche Wackelpuddinghaufen vor, die von meiner Putzkolonne weggefressen werden, so wie Putzerfische das an Aquarienscheiben tun. Lustigerweise rückte meine Leukokolonne in meiner Vorstellung immer mit der Titelmusik der Serie „Dallas" und einer amerikanischen Flagge aus. Der Anführer trug einen Texashut wie J.R. Ewing. Ich konnte mich gar nicht dagegen wehren und musste meistens schon während der Visualisierung lachen.

Nachdem ich Simontons Bücher *Auf dem Wege der Besserung* und *Wieder gesund werden* gelesen hatte, war ich der felsenfesten Ansicht, so genial, einfach und wirkungsvoll wie die Methode ist, müsste sie einfach jeder kennen, der mit dem Thema Krebs konfrontiert ist. Fehlanzeige!

Keiner der Ärzte kannte die Methode, die unser Gesundheitssystem zudem keinen Cent extra kostet! Im Gegenteil, wenn auch nur ein Bruchteil von Simontons Zahlen stimmt, dann könnte die bewusste Aktivierung der Selbstheilungskräfte viel Geld im Gesundheitssystem sparen!

Ich habe in meiner zehnmonatigen Klinikkarriere nur eine Patientin getroffen, die ebenfalls mit der Simonton-Methode arbeitete. Wir trugen exakt das gleiche Armband aus byzantinischen Glasperlen. Viele andere Patienten wussten oft nicht einmal, was für eine Krebsart sie genau haben, geschweige denn, was ihnen da gerade durch die Adern läuft. Oft sind sie so verzweifelt, dass ihnen nichts anderes mehr übrig bleibt, als sich in der Angstspirale zu drehen: „Ich will nicht sterben. Warum ich?" Vor lauter Panik können sie dann auch nicht einmal mehr überlegen, für welches Leben sie eigentlich kämpfen sollen. Welches Leben haben sie denn bisher gelebt? Welches Leben wollen sie überhaupt leben? Auch das sind Fragen, die durch Visualisierungen angeregt werden.

Mit Sicherheit kann wohl niemand sagen, ob sie der Schlüssel zur Heilung sind – einen Versuch ist es allemal wert.

## Tipps und Anregungen für Betroffene

### Die Macht der Vorstellungskraft

**Visualisierung** – Imagination und Visualisierung sind anerkannte Techniken, die sowohl in der modernen Psychologie als auch in den Weltreligionen seit Jahrtausenden angewandt werden. Es muss nicht die Simonton-Methode sein, aber sie ist leicht verfügbar, leicht verständlich und man kann sie ohne große Vorübung anwenden.

**Farbvisualisierung** – Ob Ihnen die Idee mit den Farben gefällt oder etwas anderes, Ihrer Phantasie sind keine Grenzen gesetzt. Die Hauptsache ist, dass Sie die Medikamente positiv und wirkungsvoll belegen. Suchen Sie sich etwas aus, das Ihnen angenehm ist und wovor Sie keine Angst haben. Sie können auch Blumen durch Ihren Körper strömen lassen. Visualisierungen helfen Ihnen, die Therapie als gut anzunehmen. Dann kann sie optimal wirken und die Nebenwirkungen sind gering.

**Selbstliebe** – Oft machen wir uns erst durch die Diagnose Krebs auf den Weg zur Selbstliebe. Deshalb kann Krebs auch heilsam sein. Alle Visualisierungen und Meditationen zur Förderung der Selbstliebe sind empfehlenswert. Ideal ist eine Psychotherapie, die einen auf diesem Weg unterstützt.

**Sonne** – Bei Bestrahlungen hat es sich als nützlich erwiesen, die Strahlung mit der wärmenden Kraft der Sonne zu visualisieren. Krebszellen schmelzen wie Butter in der Sonne dahin, starke gesunde Zellen genießen das wärmende Licht und werden dadurch nicht geschädigt.

**Resilienz** – Psychische Widerstandsfähigkeit kann man trainieren. Dazu gehören sieben Punkte:

- Optimismus
- Akzeptanz
- Zielorientierung
- Opferrolle verlassen
- Verantwortung übernehmen
- Netzwerke nutzen
- Zukunftspläne in die Hand nehmen

# 15. Krebspersönlichkeit –
## Liebe dich gesund

Es gibt keinen Zusammenhang zwischen der Psyche und Krebs! Dies ist im Moment die gängige schulmedizinische Meinung, die sich in ein paar Jahren aber auch wieder ändern kann. Andererseits gibt es nämlich keine Studie, die genau diesen Zusammenhang definitiv ausschließen kann.

Man hat manchmal den Eindruck, die Krankheit Krebs hat ein solches Sprengstoffpotential, dass sich niemand daran die Finger verbrennen will. Denn was passiert, wenn sich wissenschaftlich belegen lässt, dass Krebs sehr wohl, vielleicht sogar hauptsächlich, psychische Ursachen hat?

Wenn wir begreifen, dass wir uns um unsere Psyche kümmern müssen, genauso wie wir Körperpflege betreiben, dann sind wir nicht Opfer, sondern können aktiv etwas tun. Wir übernehmen die Kontrolle und die Verantwortung für uns, unser Leben und unsere Welt, in der wir schließlich noch lange leben wollen.

Die Psychosomatik, eine relativ junge medizinische Disziplin, geht schon seit rund hundert Jahren ganz klar von direkten Zusammenhängen von Soma (Körper) und Psyche (Seele) aus. Von technisch orientierten Organbehandlern werden diese Kollegen sogar heute noch weitgehend ignoriert, obwohl es inzwischen wenigstens als zunehmend schick gilt zu behaupten: „Ich behandle den ganzen Menschen", auch wenn nur die wenigsten das dann auch wirklich tun.

Die angesehene „Heidelberger Schule" lieferte schon im ersten Drittel des letzten Jahrhunderts erstaunliche Ergebnisse. Rudolf von Krehl und Richard Siebeck gelten mit ihren Theorien der personalen Heilkunde und der biographischen Medizin als Wegbereiter der Psychosomatik, der Internist und Neurologe Victor von Weizsäcker entwickelte die „Patosophie" und betrachtet

Krankheit als Produkt psychosozialer Beziehung. Krankheit sei eine Krise mit Stellvertreterfunktion, und ein Ersatz für nicht gelebtes Leben.

Solche Theorien sind also beileibe keine esoterischen Erklärungsansätze der Neuzeit. Die untrennbare Verknüpfung ist bekannt, seit es Medizin überhaupt gibt. Schon Hippokrates, auf den heute noch alle Ärzte ihren Eid schwören, erkannte verschiedene Charaktere unter seinen Patienten – der heitere Sanguiniker, der aufbrausende Choleriker, der langsame Phlegmatiker und der schwermütige Melancholiker – und wies ihnen verschiedene Krankheitsdispositionen zu.

Der römische Arzt Galenus übernahm 300 Jahre später diese Einteilung und stellte fest: Fröhliche Frauen neigen weniger zu Brustkrebserkrankungen als melancholische. Im Mittelalter führte man Krebserkrankungen auf ein Übermaß an „schwarzer Galle" zurück, es galt die Theorie der „Balance der Körpersäfte". Und auch heute sagen wir noch: „Mir läuft die Galle über", wenn wir Ärger in uns hineinfressen.

Sigmund Freud betrachtet das körperliche Symptom als Ersatz von Sprache, und viele Psychoanalytiker und psychosomatische Forscher nach ihm vermuten ebenfalls einen Zusammenhang zwischen Freuds Lieblingthema, der unausgelebten Sexualität, und chronischen Krankheiten, vor allem bei Brust- und Prostatakrebs.

Während uns diese Krankheitsformen immer wieder als Todesurteil und Garantie für elendiges Siechtum verkauft werden, was zum Glück immer weniger der Realität entspricht, bezeichnet Dr. Georg Mackenthun, Dozent für Psychosomatik an der Berliner Charité, diese Symptome als ganz normale „Ausdrucksmöglichkeiten des Körpers" – als Gegensatz zum Wohlbefinden: Müdigkeit, Schmerz, Entzündung, Krebs. Klingt das nicht beruhigend: Unser Körper zeigt uns lediglich, dass es uns gerade nicht gut geht. Auch im Buddhismus gilt Krebs lediglich als Warnung, dass wir uns seit längerer Zeit nicht in seelisch-geistiger Balance befinden.

Simonton und Lawrence LeShan, den zwei populärsten Psychoonkologen, die genau so ein aktives, selbst bestimmtes Verhalten von ihren Patienten fördern und fordern, werden immer wieder wissenschaftlich nicht korrekte, nicht evaluierbare und auf dem Zufallsprinzip basierende Studien vorgeworfen. Aber man muss gar nicht in die USA schauen, auch die deutsche Wissenschaft hat zu diesem Thema längst Studienergebnisse zu bieten.

Bereits kurz nach dem Zweiten Weltkrieg berichtet Arthur Jores, der den ersten Lehrstuhl für Psychosomatik in Hamburg besetzte, über eine spektakuläre Untersuchung in Zusammenarbeit mit seinem Kollegen H.C. Puchta.

Sie untersuchten 63 Hamburger Beamte, die wegen ihrer nationalsozialistischen Vergangenheit vom Dienst suspendiert und entlassen wurden. Innerhalb von fünf Jahren starben zwei Drittel der Gruppe an Herzinfarkt, Schlaganfall oder Krebs, obwohl einige erst zwischen 30 und 40 Jahre alt waren. Jores machte dafür ethisches Versagen, Sinn- und Hoffnungslosigkeit, existenzielle Angst und Entwurzelung verantwortlich. Und kam zu dem Schluss: eine Krankheit habe die Aufgabe, auf- und wachzurütteln und dem Betroffenen vor Augen zu führen, dass er seine humanen Möglichkeiten bislang noch nicht entfaltet habe.

In den zwanziger Jahren stellte Elida Evans, eine Psychologin der Jungschen Schule, erstmals eine Untersuchung von 100 Krebspatienten vor, die zum Großteil einen dramatischen Beziehungsverlust erlitten hatten. Evans stellte fest: Die Menschen, die nach einem Verlust eine Krebserkrankung entwickeln, neigen dazu, den Schmerz und die Verzweiflung in sich hineinzufressen und sind unfähig, anderen zu zeigen, wie stark verletzt sie sind.

Diese Tendenz gilt generell für psychosomatisch erkrankte Menschen, denen emotionaler Analphabetismus, eine eingeschränkte Introspektion, innere Verunsicherung, Minderwertigkeitsgefühle, Hemmung der Selbstäußerung und Hoffnungslosigkeit zugeschrieben werden.

Sicher ist: Verlust und Trauer erhöhen die generelle Erkrankungsrate um das Zwei- bis Zehnfache. Der amerikanische Psychoonkologe Lawrence LeShan wertete die Biografien von fast hundert Krebspatienten aus, die er im Laufe von 28 Jahren intensiv psychotherapeutisch betreut hatte, und verglich diese mit einer Kontrollgruppe, die nur normale psychische Erkrankungen aufwiesen, beispielweise Depressionen.

Bei 76 Prozent der Krebspatienten stellte er einen kindlichen Beziehungsverlust fest, der sich im Erwachsenenalter akut wiederholt hatte. Nur 12 Prozent der Kontrollgruppe wies so ein besonderes Beziehungsmuster auf. Die Unfähigkeit, Wut zu äußern, stellte er bei 47 Prozent der Krebsgruppe fest und nur bei 25 Prozent der „normal Depressiven".

Und noch zwei Merkmale unterscheiden die Krebspatienten laut LeShan: Sie setzen sich sehr stark für andere ein, können aber nur schwer eigene Bedürfnisse wahrnehmen, äußern oder umsetzen. Außerdem zeichnen sie sich durch eine stoische Verzweiflung aus, die sich nicht laut äußert, sondern durch reibungsaber hoffnungsloses Funktionieren im Alltag.

Dass sich viele Krebspatienten in LeShans Hypothesen erst einmal nicht wieder finden, ist verständlich. Auch ich hatte damit anfangs meine Probleme. Das ließe lediglich auf graue Duckmäuser schließen, wer will das schon sein? Und wie könnte man sich so erklären, dass Menschen wie Lance Armstrong, José Carreras, Anastacia oder Kylie Minogue an Krebs erkranken?

Doch LeShan spricht den Menschen in seiner untersuchten Krebsgruppe einen besonders großen „élan vital" zu, ein besonders großes „inneres Feuer" und eine immense Begeisterungsfähigkeit. Ebenso ein Höchstmaß an emotionaler Gefühlskraft. Gleichzeitig seien diese Charaktere aber durch eine übermäßige emotionale Selbstkontrolle ausgebremst, leiden unbewusst unter ihrem hohen Idealismus und allzu großem Verantwortungsgefühl. Begeisterung und Interesse brodeln also hinter einem dicken Panzer. Das führe unweigerlich zu einer Blockade, einem massiven Gefühlsstau – genau die Stellschraube für die Krebsdisposition. Krebs ist somit nach

LeShan ungelebte Kreativität, ungelebte Emotion. Krebspatienten haben ihre eigene „Lebensmelodie" verloren.

Persönlich habe ich mich nach anfänglicher Abwehr in den Hypothesen LeShans auf fast erschreckende Weise wieder gefunden. Ich kann seine Bücher „Psychotherapie gegen den Krebs" und „Krebs – Wendepunkt und Neubeginn" jedem empfehlen.

In seinen eigenen nicht randomisierten Falluntersuchungen weist er bei hoch aggressiven Tumoren statistisch einen großen Beziehungsverlust ungefähr sechs Monate vor der Diagnose nach. Die schmerzhafte aber nicht offen betrauerte Trennung von der angeblichen „Liebe meines Lebens" lag fast auf den Tag genau ein halbes Jahr zurück. Zufall?

Angeregt von Lawrence LeShan zog ich eine Psychotherapie sofort in Betracht. Auf eine sinnvolle psychologische Betreuung musste ich allerdings bis nach meiner Entlassung warten und es hat noch eine ganze Weile gedauert, bis ein Therapieplatz bei der Psychologin meiner Wahl frei wurde. Über ihre Äußerung: „Das ist jetzt ganz Ihr Platz. Der gehört alleine Ihnen", brach ich spontan in Tränen aus. So einen Platz habe ich gesucht, denn genau das hatte mir jahrelang gefehlt. Natürlich ersetzt ein professioneller Therapeut nicht feste Lebensstrukturen und Bindungen, aber er sichert ein Ritual, bei dem ich mich zweimal in der Woche ganz um mich kümmern kann.

Vielen ist eine Psychotherapie immer noch ungeheuer, das merke ich immer, wenn ich ganz offen darüber spreche. Das sollte sich ändern. Wenn das Knie weh tut, geht man zum Orthopäden und der schickt einen zum Krankengymnasten, um es zu trainieren und wieder in Bestform zu bringen. Warum sollten wir unserer Psyche und Seele nicht die gleiche Behandlung und Fürsorge zugestehen wie unserem Knie?

Eine noch jüngere Wissenschaft als die Psychosomatik liefert immer mehr indirekte Beweise dafür, wie stark unsere Psyche direkten Einfluss auf unseren Körper nimmt.

Die moderne Hirnforschung, die Neuroimmunologie und die Neurobiologie weisen die direkte Einwirkung unserer Gefühle und Denkmuster auf unsere physiologischen, körperlichen Reaktionen messbar nach. Inzwischen kann man auf Grundlage von Chemie, Physik und Biologie wissenschaftlich beweisen, dass ein psychisches Trauma, wie der Verlust eines geliebten Menschen, massive, direkte Auswirkungen auf das Immunsystem hat. Die Abwehrkräfte werden unmittelbar geschwächt. Auf der anderen Seite stimuliert beispielsweise liebevolle Zuwendung die Killerzellen des körpereigenen Abwehrmechanismus, die höhere Konzentration im Blut ist messbar. Liebe gegen Krebs? Ganz sicher. Denn Krebs ist nicht nur eine Erkrankung auf der Zellebene, sondern auch auf der Ebene des Immunsystems. Unser Abwehrsystem ist zu schwach und blind, die „fehlerhaften" Zellen zu erkennen und zu beseitigen. Die logische Konsequenz: Wir müssen es gezielt stärken! Eine Konsequenz, die die Schulmedizin konsequent ausspart. Hier gilt leider noch das oft falsch interpretierte darwinistische Denkmuster, das seit über 120 Jahren die westliche Wissenschaft dominiert: „Survival of the fittest – Kampf, auf Leben und Tod.

Die Neurobiologie führt momentan geradezu einen Feldzug gegen diesen veralteten Denkansatz, da Darwins Evolutionsbiologie rein wissenschaftlich zwar zu großen Teilen richtig sein mag, aber auf einem Irrtum mit fatalen Folgen gründet. Charles Darwin ging von einem immerwährenden egoistischen Kampf der einzelnen Kreatur ums Überleben aus – ohne Kooperationsbereitschaft: Der Stärkere überlebt, ohne Rücksicht auf Verluste! Seine Theorien mündeten auf Umwegen im Rassenwahnsinn des Nationalsozialismus und hören beim streng kapitalistischen Weltherrschaftsgedanken noch lange nicht auf. Was hat die Neurobiologie damit zu tun?

Joachim Bauer weist in seinem Buch *Prinzip Menschlichkeit* minutiös und unter Einbeziehung aller neuesten Erkenntnisse nach, dass der Mensch und alle biologischen Systeme, selbst ein einzelnes Bakterium, auf Kooperation angewiesen und nur darauf ausgerichtet sind. Für den Menschen und alle anderen Säugetiere ist Zuwendung, Fürsorge und Empathie überlebenswichtig. Lang anhaltende Beziehungskonflikte führen unsere Motivationssysteme zum Absturz und setzen Alarmbotenstoffe in tieferen Hirnarealen frei. Angst, Panik, Trauer und Aggression sind die direkten Folgen. Langfristig kann es zu allen Spielarten der Depression kommen – neben diversen Krankheiten, da der Körper aufgrund der Disbalance der biologischen Systeme geschwächt ist. Mein eigener Körper hatte zum Zeitpunkt meiner Erkrankung einen Immunstatus wie ein AIDS-Kranker, das erschreckt mich heute noch. Vor allem: Niemand hat diesen Zustand bemerkt, nicht einmal ich selbst.

Verlassene, einsame Individuen sterben in letzter Konsequenz. Dieser Effekt ist im Tierversuch bewiesen. Bewiesen ist, dass bereits frühkindliche Defizite und misslungene Bindungen unsere Erbinformation programmieren. Zwar haben psychische Erlebnisse keinen direkten Einfluss auf die DNA, also die Gene selbst. Aber psychosoziale Umwelteinflüsse wie Schmerz, Einsamkeit und Vernachlässigung formen nachweislich die Epigenetik, das bedeutet: Die „Verpackung" um die Gene herum wird verändert. So wird bestimmt, wie und welche Erbinformationen abgelesen werden können.

Können auf diese Weise die so genannten Onkogene, die bei der Entstehung von Krebs beteiligt sind, aktiviert werden? Und die viel spannendere Frage: Könnten sie auf diesem Weg auch wieder deaktiviert werden? Reparaturmechanismen können tatsächlich über psychische Faktoren in Gang gesetzt werden.

Bewiesen ist auch: So wie schädliche Stressfaktoren, so genannter „Disstress", unseren Körper negativ beeinflusst und Krankheiten hervorrufen kann, genau so haben positive Erfahrungen direkt heilende Wirkung. Neurotransmitter und Hormone wie Dopamin, körpereigene Opioide oder das „Liebeshormon" Oxytozin setzen Prozesse in Gang, die das Immunsystem stärken, die Wundheilung beschleunigen und das Schmerzempfinden reduzieren. Joachim Bauer jedenfalls kommt zu dem Schluss: Die stärkste und beste Droge für den Menschen ist der Mensch selbst.

Die Forschung der Neurobiologie hat nicht nur Auswirkungen auf das Verstehen, wie Krankheit entsteht, sondern vor allem darauf, wie eine menschliche, auf Zuwendung ausgerichtete Medizin viel effektiver heilen könnte!

Untersuchungen an der Ann Arbor University in Michigan haben ergeben, dass Schmerzen vom Körper selbst, durch die Ausschüttung körpereigener Opioide, gedämpft werden. Erfährt der Patient zusätzlich die intensive Zuwendung durch einen Arzt, der ihm eine wässrige Lösung verabreicht, mit dem Versprechen, das sei ein hoch wirksames Schmerzmittel, erhöht sich die Ausschüttung der Opioide noch einmal signifikant und die Patienten berichten von einer Linderung des Schmerzes um fünfzig Prozent. Das Medikament enthielt keinen Wirkstoff, lediglich die Zuwendung des Arztes und das Versprechen von Hilfe reichte aus, um die messbare Verbesserung zu erreichen.

Patienten, denen die wässrige Lösung formlos verabreicht wurde, zeigten keinerlei Reaktion, keinen Anstieg der Opioidausschüttung und keine Schmerzlinderung.

Was bedeutet das für unsere technisch orientierte Medizin? Werden wirklich Kosten gespart, wenn die Verweildauer eines Arztes am Krankenbett immer kürzer wird und andererseits die Medikamentengaben erhöht werden müssen, was zusätzlich wieder den gesamten Organismus belastet und schwächt? Wenn Dopamin, körpereigene Opioide und Oxotyzin heilsame Wirkung haben, was bedeutet es, wenn wir diese Botenstoffe beispielsweise durch Meditation und Visualisierung „selbst herstellen" können?

Die Ärzte und Autoren Bernie Siegel, Carl Simonton und Lawrence LeShan verweisen in ihren Büchern immer wieder auf verblüffende Heilungserfolge, selbst bei eigentlich tödlichen

Prognosen. Geisteshaltung, Lebenswille, psychische Arbeit und Lebensänderungen werden als begleitende Unterstützung zur herkömmlichen Therapie betrachtet. Auch eine Untersuchung des Heidelberger Psychosomatikers und Epidemiologen Prof. Dr. Grossarth-Maticek zeigt in einer Langzeitbeobachtung über 30 Jahre, dass diejenigen Krebspatienten die besten Heilungschancen haben, die eine große „Autonomie" aufweisen. Damit meint er die Fähigkeit, aus eigener Überzeugung selbst bestimmt zu handeln und mit sich selbst in Balance und Einklang zu kommen.

Lynn Payer aus den USA kam bei ihrer Untersuchung von Spontanheilungen zu ähnlichen Ergebnissen. Die besten Chancen haben demnach Patienten, die ihrer Krankheit mit ganz eigenen, manchmal unkonventionellen therapeutischen Ideen und aus eigener Kraft begegnen. Diese Patienten verdrängen nicht, sondern erkennen die Krankheit als Zeichen ihres Körpers, eine längst nötige Veränderung endlich zu erkennen und umzusetzen.

Die Scheu vieler Therapeuten vor diesem Ansatz hat einen einfachen Grund. Viele Patienten reagieren auf diese Erkenntnis erneut mit einem schlechten Gewissen. Sie kennen es nicht anders, das ist ein uraltes erlerntes Muster. Ich habe alles falsch gemacht, ich bin schuld, dass ich krank bin, ich verdiene es nicht anders. Wenn Psychologen diese Reaktion als schädlich einstufen, dann haben sie Recht! Niemand wird durch eine Krankheit bestraft. Sie ist genau das Gegenteil, der Aufruf, sich endlich liebevoll um sich zu kümmern.

# Tipps und Anregungen für Betroffene

## Ihr bester Arzt sind Sie selbst

**Botschaft** – Eine Krankheit ist keine Strafe, sondern eine Botschaft. Verzweifeln Sie nicht, wenn Sie es nicht sofort hören. Lassen Sie sich Zeit. Werden Sie ruhig. Das ist ja die Lektion, die Sie gerade lernen. Vertrauen. Demut. Loslassen. Fühlen.

**Werkzeuge** – Visualisierungstechniken, Meditations- und Entspannungstechniken helfen, um Angstsituationen zu meistern und tiefe Ruhe und Frieden zu finden. Dann kann man auch seine innere Stimme hören. All das sind Techniken, um zu sich zu kommen. Ich empfehle die Simonton-Visualisierung, weil sie einfach und genau auf die Krebserkrankung zugeschnitten ist. Sie werden mit Sicherheit das Richtige finden, das kann auch ein Kurs Autogenes Training an der VHS sein.

**Psychotherapie** – Ob eine Psychotherapie das Leben mit Krebs verlängert oder nicht, wird oft emotionsgeladen diskutiert. Im Prinzip ist das völlig gleichgültig, denn das Leben mit einer Psychotherapie wird in einer Krisensituation um so vieles besser, dass wir nicht über Wochen, Monate oder Jahre diskutieren müssen.

Kümmern Sie sich rechtzeitig darum, eine gewisse Wartezeit müssen Sie immer einkalkulieren, vor allem bei den Therapeuten mit Kassenzulassung. Kleiner Tipp: Sagen Sie gleich am Telefon, dass Sie dringend akute Hilfe wegen einer Krebserkrankung brauchen. Viele schaufeln Ihnen dann einen Platz frei und Sie können Termine besetzen, wenn andere Klienten absagen.

**Schuld** – Vergessen Sie jegliches schlechte Gewissen. Natürlich sind Ihre Psyche und Ihr Körper direkt daran beteiligt, dass Sie krank wurden. Das alles hat bestimmte Ursachen, aber es ist nicht Ihre Schuld. Verantwortung übernehmen bedeutet etwas anderes als „Schuld haben". Es ist jetzt unweigerlich Ihre Aufgabe, damit klarzukommen und den richtigen Weg zu finden. Ihre Psyche ist auch daran beteiligt, wieder gesund zu werden. Nutzen Sie die Chance, jetzt loszulaufen. Auch wenn Sie noch nicht genau wissen wohin.

Spiritualität – Was wir in unserem hektischen Alltag oft vergessen, wird jetzt wichtig: Gedanken über das Leben und Sterben. Das macht sicher vielen am Anfang Angst, denn gerade der Tod ist in unserer Gesellschaft ein zunehmendes Tabu. Man kann sich entscheiden, mit welcher Geisteshaltung man sterben will, und genau das befreit, um das Leben zu führen, das man führen will. Tun Sie es – jetzt!

Scharlatane – Jeder, der Ihnen verspricht: „Ich mache dich gesund", dem sollten Sie nicht glauben und ihm erst recht kein Geld zahlen. Gesund machen Sie sich letztendlich selbst, die Heilung kommt aus Ihrem Körper. Niemand sollte atemlos von einem Arzt zum nächsten Geistheiler, Engelsanbeter oder Therapeuten rennen und wieder von außen sein Heil suchen – ganz nach dem Motto: Viel hilft viel. Kommen Sie zur Ruhe. Dann können Sie die Menschen intuitiv erkennen, die Ihnen wirklich helfen wollen und können.

Liebe – Liebe macht gesund! Das beweist nicht nur die Neurobiologie. Warten Sie nicht auf die Liebe von außen, so schön und heilsam sie auch ist: Wenn Sie sich nicht selbst lieben, kann Sie keine Liebe dieser Welt erreichen.

Den meisten Krebspatienten mangelt es an Liebe zu sich selbst. Viele können sich nicht so annehmen wie sie sind. Fangen Sie einfach damit an. Psychotherapeuten und viele Hilfsmittel können Ihnen dabei helfen.

# 16. Sport gegen Krebs –
## zurück ins Leben laufen

Alle sechs Monate schwappt ein neuer Fitness-Trend durch die Studios und über die Ameisenstraßen der Jogger und Walker. Nie war ein durchtrainierter, gesunder Körper so erstrebenswert wie heute. Gleichzeitig waren die Deutschen nie so fett und krank wie im dritten Jahrtausend. Weit mehr als die Hälfte der Deutschen sind übergewichtig, bereits dreißig Prozent der Jugendlichen, jeder Zehnte leidet unter Altersdiabetes. Die Kosten für das Gesundheitssystem werden dramatisch sein.

Warum passiert das überhaupt? Warum sind wir alle so hilflos und krank? Weil wir ungefähr das Leben einer Käfighenne führen und von artgerechter Haltung so weit entfernt sind wie ein armes, eingesperrtes Mastschwein von einer Koppelhaltung und einem ordentlichen Matschloch zum Suhlen.

Darüber müssen wir auch nicht jammern, das Rad der Zeit drehen wir so schnell nicht zurück. Wir arbeiten kaum noch körperlich, und während unser Körper darauf ausgelegt ist, als „Lauftier" mindestens 20 Kilometer pro Tag zu laufen, setzen wir uns zum Zigarettenholen lieber ins Auto, nehmen den Lift oder die Rolltreppe und essen gleichzeitig Kalorienbomben, die dem Energiebedarf eines Tour-de-France-Fahrers entsprechen. Über sechs Stunden läuft in einem deutschen Haushalt täglich der Fernseher.

Genau genommen begannen Denaturierung und Volkskrankheiten vor gut 5000 Jahren, als der Mensch sesshaft wurde und begann, Ackerbau zu betreiben. Seit dieser Zeit gibt es Karies, weil wir unsere Nahrung zunehmend auf stärkehaltiges Getreide umstellten.

Natürlich können wir nicht in die frühe Steinzeit zurück. Echte Naturbedingungen – wie wär's mit vierzehn Stunden schwerer Feldarbeit, in sengender Hitze – werden wir nicht mehr erreichen. Deshalb gilt es tatsächlich, mit Sport bewusst gegenzusteuern. Im Prinzip geht es darum, aus uns Käfighennen wenigstens glücklichere Freilandhühner zu machen. Wenn wir uns regelmäßig sinnerfüllte Bewegung in der freien Natur gönnen und uns dazu noch gesund ernähren, haben wir uns das Prädikat „echt bio" glatt verdient.

Gesundheit und Glück durch Bewegung war immer meine Grundüberzeugung, allerdings habe ich zu diesem naiven Pauschalsatz viel dazugelernt. Im Sportstudium habe ich wenig davon gefunden. Irgendwann studierte ich nur noch frustriert weiter, weil ich merkte, wie wenig selbst die moderne Sportwissenschaft mit Spaß an der Bewegung zu tun hat. Umso wichtiger war es später für mich, diesen Weg zu Ende zu gehen – um etwas ändern zu können. Zum Glück kommt gerade langsam Bewegung an manche Universität, ein Generationen- und Paradigmenwechsel findet auch dort statt. Körpergefühl, Wohlbefinden und ganzheitliche Betrachtungsweisen rücken auch in der Wissenschaft langsam mehr ins Rampenlicht.

Dass Sport das Leben bei gleichzeitig hoher Lebensqualität generell verlängert, ist sportmedizinisch längst bewiesen. Inzwischen gibt es gesicherte Erkenntnisse, dass sportliches Training und Bewegung das Risiko für Darmkrebs entscheidend senkt, das Gleiche nimmt man für die Rückfallquote und das Rezidivrisiko an.

Viele neue Studien lassen das Gleiche auch für Brust- und Prostatakrebs annehmen, für andere Krebsarten liegt die gleiche Vermutung nahe, aber die Fallzahlen und Studienzahlen sind noch zu gering, um sie als wissenschaftlich gesichert anzuerkennen.

Ein bewegtes Leben lässt eben nicht nur Fettzellen dahinschmelzen wie Butter in der Sonne, sondern beeinflusst sogar den Hormonspiegel, zum Beispiel die Östrogen- und Testosteronproduktion, positiv. Das war vor allem der Fokus der Brustkrebs- und Prostatakrebsstudien.

Doch Sport führt, mit und ohne Krebs, zu mehr Zufriedenheit und steigert die Lebensqualität deutlich. Man fühlt sich selbstbewusster, weniger als Opfer, die Leistungsfähigkeit verbessert sich und trainiert man in Gruppen, gibt es das „soziale Netz" gratis dazu.

Ich habe auch in der Klinik regelmäßig trainiert. Wenn es irgendwie ging, kletterte ich am offenen Fenster auf den Stepper. Auch lange, elastische, ca. zehn Zentimeter breite Gummi-Bänder, so genannte Thera-Bänder, sind beim Krafttraining im Krankenbett enorm hilfreich. Ich hatte ein Band um das untere Bettende geschlungen und trainierte immer wieder mal zwischendurch. Mal die Arme, mal die Beine, dann wieder Stabilisierungsübungen für den Bauch.

Manchmal stibitzte ich mir auch etwas puren Sauerstoff aus der Leitung über meinem Bett. Die Sauerstoff-Mehrschritt-Therapie von Manfred von Ardenne fand ich logisch, risikolos und vor allem einfach nachzumachen. Nach einer hoch dosierten Vitamineinnahme folgt eine Bewegungseinheit von 15–30 Minuten, danach eine Ruhepause. Das Ganze unter Zufuhr von reinem Sauerstoff. In der Schulmedizin findet Ardenne kaum Anerkennung. Meine Bitte um eine Sauerstoffmaske, um mich in das Sauerstoffnetz der Klinik einzuklinken, wurde wieder mit einem überheblichen Lächeln abgelehnt: „Sauerstoff kriegen Sie erst dann, wenn Sie keinen Schnaufer mehr alleine machen können und ihn wirklich brauchen."

Wer in einer solchen Krebstherapie nicht auf Training oder Atemgymnastik achtet, kommt sehr schnell in die brenzlige Situation, wirklich Sauerstoff zu brauchen – wegen einer Lungenentzündung zum Beispiel.

Das ideale Ausdauertraining, um sich während und nach der Chemo aufzutrainieren, ist Nordic Walking. Dabei werden, wenn man es richtig macht, alle Muskelgruppen ideal trainiert und man kann die Intensität optimal steuern. Beim Joggen überanstrengt man sich schnell, auch die Belastung für die Sehnen ist nach einer Chemotherapie oft zu hoch. Hohe Cortisondosen können die Sehnen angreifen und bei hohen Belastungen schädigen.

Auch die psychische Balance, die das Immunsystem wiederum direkt beeinflusst, wird durch körperliche Bewegung stabilisiert. Fast nichts ist so direkt nachweisbar wie eine antidepressive Wirkung des Sports, manche Studien bestätigen der Trainingstherapie sogar einen deutlich höheren Wirkungsgrad als den immer häufiger verordneten Psychopharmaka. Und das einhellige Ergebnis aller Studien: Die Lebensqualität erhöht sich ganz entscheidend, unabhängig davon, ob ein Leukämiepatient nach der Knochenmarktransplantation auf dem Ergometer trainiert oder die Brustkrebspatientin in der Nordic-Walking-Gruppe marschiert.

Brustkrebspatientinnen profitieren wieder einmal von einem wesentlich besseren Angebot. Bundesweit haben sich in den letzten zwanzig Jahren Hunderte von Sport-nach-Krebs-Gruppen gebildet. Viele Vereine bieten ein Programm mit speziell vom Deutschen Sportbund ausgebildeten Übungsleiterinnen, die genau auf die Bedürfnisse und Risiken von brustoperierten Frauen eingehen können. Die Krankenkassen übernehmen die Kosten.

Wer wirklich etwas für seine Gesundheit tun möchte, kommt mit einem einmaligen Training pro Woche nicht weit. Als Faustregel gilt: Mindestens tausend Kalorien sollten in der Woche durch sportliches Training verbraucht werden, ideal wären mindestens zwei- bis dreitausend. Das bedeutet also: Wir sollten unserem Körper mindestens drei Mal die Woche für mindestens 30 bis 60 Minuten eine sportliche Sauerstoffdusche gönnen.

Auch wenn Sport anstrengend ist: Nach einer Krebstherapie ist er oft eine ganz neue Erfahrung. Endlich erlebt man seinen Körper nicht nur in Schmerz und Angst, sondern in Bewegung und Wohlbefinden. Auch ein leichter, moderater Trainingsschmerz, wenn z. B. in der Gymnastik ein bestimmter Muskel vor Anspannung zieht, fühlt sich so ganz neu an. Das ist ein Schmerz, der sehr schnell und von ganz alleine wieder nachlässt, nur durch eine Pause. Dadurch lernt man nebenbei: Schmerz ist etwas Vergängliches.

Auch das Erschöpfungssyndrom während einer Krebserkrankung oder nach der Therapie, das so genannte „Fatigue-Syndrom", lässt sich durch Bewegung mildern und wirksam verbessern. Allerdings gilt es hier, den Körper nicht zu überfordern. Ich kann die Zeichen meiner Fatigue inzwischen sehr gut annehmen. Die bleierne Müdigkeit überfällt mich immer wieder, meistens aus heiterem Himmel, und ich kann mich plötzlich kaum noch bewegen. Innerhalb von Minuten, fast Sekunden sinkt meine Leistungsfähigkeit auf Null. Dann muss ich mich wieder einen halben Tag hinlegen, dösen, schlafen. Manchmal reichen auch zwei Stunden.

Das ist einfach so. Mein Körper braucht das und ich kann und will mich gar nicht dagegen wehren. Als Freiberufler habe ich es da ganz gut, weil ich mir oft meine Zeit einteilen kann. Andererseits kann ich mich nicht krank schreiben lassen. Nehme ich mir meine Auszeit, verdiene ich nichts und im schlimmsten Fall ist der nächste Auftrag weg, und der Auftraggeber gleich dazu. Da ich aber zunehmend mit Menschen und Themen im Therapieumfeld arbeite, kann ich immer mehr auf Verständnis für dieses plötzliche Ruhebedürfnis hoffen.

Die Ursachen für diese Erschöpfungszustände sind wissenschaftlich immer noch nicht geklärt, die Rentenkasse erkennt die Fatigue wohl deshalb auch nicht als Rentenfaktor an, was für viele tragisch enden kann. Denn viele körperlich ganz Gesunde mit einem EKG und einer Leistungsdiagnostik wie ein Triathlet leiden unter der Fatigue und können deshalb kaum arbeiten. Aber die Rentenkasse wirft nur die medizinisch nachweisbaren Größen in den Topf und degradiert Krebspatienten mit Fatigue so zwangsweise zu Sozialhilfeempfängern.

Nur: Wie kann man das natürliche Erholungsbedürfnis oder die Fatigue von Bequemlichkeit und dem inneren Schweinehund unterscheiden? Das muss wohl jeder selbst ausprobieren, auch ich kämpfe beharrlich mit meinem inneren Schweinehund und wende verschiedene Tricks an, um ihn zu überlisten. So lege ich mir die Laufsachen eben gleich neben mein Bett und ziehe sie nach dem Aufwachen sofort an. Die Hürden müssen so niedrig wie möglich gehalten werden, der Anreiz so hochgeschraubt werden, wie es nur irgend geht. Feste Termine in einer Laufgruppe können helfen, denn dann freut man sich zusätzlich auf nette Gespräche, es ensteht ein angenehmer sozialer Gruppendruck und man „schwänzt" seltener.

Doch die Kehrseite der Medaille ist, dass wir auch Sport schnell über blanke Leistung definieren. Wenn ich heute die vielen Läufer mit hochrotem Kopf und verkniffenem Mund sehe, dann weiß ich: Diese Menschen sind vielleicht organisch gesünder als manch träger Couch-Potatoe, aber vielleicht auch nicht viel glücklicher. Wer so trainiert, hat sich selbst zum Feind. Jeder, der nach langer Abstinenz anfängt, sich auf diese Weise verbissen mit Sport zu „quälen", wird es genauso schnell wieder lassen. Anstrengung kann und muss im richtigen Maß gut tun.

Während meines Klinikaufenthalts saß ich bei schönem Wetter oft auf dem Balkon der Klinik und sah Menschen im nahe gelegenen Wald joggen. Wehmütig schaute ich hinterher. In meinem damaligen Zustand war ich schon glücklich, wenn ich bis in die Cafeteria kam, ohne mich fünf Mal hinsetzen zu müssen. Sehnsüchtig stellte ich mir vor, nach einem langen Lauf endlich wieder einmal völlig durchgeschwitzte Socken ausziehen zu dürfen. Keine Ahnung, warum ich genau dieses Bild damit verband, aber heute freue ich mich jedes Mal riesig, wenn ich meine strapazierten Laufschuhe ausziehe.

Auch Musik und Tanz gehören, seit ich denken kann, zu meinem Leben dazu. Ich steckte eigentlich permanent in einer Tanzausbildung der unterschiedlichsten Sparten. Musik war für mich schon immer die Basis von Bewegung, die Sprache, die ich mit meinem Körper übersetzte.

Während meines langen Klinikaufenthalts brachte meine Vorliebe für lateinamerikanische Musik meine Lebensfreude sehr schnell auf höchstes Niveau. Wenn es mir gut ging, stieg ich mit Gloria Estefan im Ohr auf meinen Stepper und trainierte, wenn es mir miserabel ging, floss mir diese Musik trotzdem direkt in die Hüften und ich erfand schmunzelnd den „Bett-Tanz". Mit Achterbewegungen im Becken tanzte ich liegend Rumba und mobilisierte und lockerte auf wunderbare und lustvolle Weise meine Wirbelsäule.

Heute verbinde ich Latin Dance und Qi Gong in Workshops, denn ich habe am eigenen Leib erfahren: Beide revitalisieren auf ähnliche Art und Weise unsere Lebenskräfte, deren Zentrum im Becken liegen. Diese Musik und die fließende und kreisende Art, das Becken zu bewegen, hat sehr wohl auch eine sinnliche Dimension. Es fördert die Liebesfähigkeit, nicht nur auf der sexuellen Ebene. Wenn wir so unser Lebenszentrum schaukeln, finden wir ganz selbstverständlich zu unserer Mitte.

Wenn ich heute mit Workshop-Gruppen arbeite, tut es mir fast körperlich weh, wie versteift wir Nordeuropäer im Beckenbereich sind. Selbst lockeres Gehen fällt uns schwer, und dementsprechend verbissen ist oft auch unsere Weltsicht. Ich war mehr als entsetzt, als ich feststellte, dass neunzig Prozent in meinem Onko-Walking-Kurs nicht in der Lage waren, locker von einem Bein auf das andere zu hüpfen. Jedes Kind kann das, aber sie hatten es allesamt schlichtweg vergessen. Ihre Körper hatten das Hüpfen verlernt, ihre Seelen allzu oft das Lachen. Sie haben beides wieder gefunden und ich muss manchmal schmunzeln, weil inzwischen immer wieder einmal eine der Frauen ganz unaufgefordert eine „Hüpfstrecke" in das normale Walking integriert – und dabei jedes Mal glänzende Augen bekommt.

# Tipps und Anregungen für Betroffene

## „Artgerechte" Haltung für Menschen im dritten Jahrtausend

**Lauftiere** – Menschen brauchen Bewegung, um zu überleben. Das war Millionen von Jahren lang so und gilt auch heute. Also bewegen Sie sich!

**Schweinehund** – Er lauert immer und überall. Von Natur aus sind wir bequem. Das ist genetisch bedingt, denn wenn ein Urmensch 20 bis 30 Kilometer täglich um sein Leben rannte, dann war er darauf programmiert, sich auszuruhen, wann immer er die Möglichkeit dazu hatte. Leider haben wir diese Möglichkeit heute immer! Auto, Aufzug, Rolltreppe und Sofa sind Komplizen des Schweinehunds.

**Alltagssport** – Nehmen Sie statt dem Aufzug die Treppe, statt dem Auto das Fahrrad oder gehen Sie zu Fuß. Gießen Sie den Garten mit der Gießkanne und nicht mit dem Schlauch, schneiden Sie die Hecken von Hand und nicht elektrisch, nutzen Sie einen Handrasenmäher. Freuen Sie sich über alles, was Sie in einem anderen Stockwerk vergessen haben und laufen Sie los.

Das alles können Sie auch während und nach einer Chemo als sanftes Training betrachten. Natürlich immer nur in dem Maß, wie es Ihre Kondition zulässt.

**Achtsamkeit** – hören Sie darauf, was Ihr Körper braucht und kann. Überfordern Sie ihn nicht, aber unterfordern Sie ihn genauso wenig. Sie können sich im Idealfall auch von einem erfahrenen Sport- oder Physiotherapeuten einen Trainingsplan erstellen lassen. Klären Sie Belastungsgrenzen mit einem guten, kundigen Arzt ab, der der Sporttherapie offen gegenüber steht.

**Pulsuhr** – Während der Chemo und auch danach sollten Sie sich nicht überlasten. Kontrollieren Sie beim Sport deshalb mit einer Pulsuhr Ihre Herzfrequenz. Wie Sie Ihren Maximalpuls errechnen und wie Sie im optimalen Gesundheitsbereich trainieren, können Sie in jedem guten Lauf- und Walkingbuch nachlesen.

**Sportverbot** – Ein Krebspatient darf generell jede Sportart ausüben, doch während herzschädigende Mittel verabreicht werden, sollten Sie sich auf jeden Fall schonen. An Chemo- und Bestrahlungstagen ist es ratsam, generell einen langsameren Gang einzulegen oder ganz auf Sport zu verzichten.

**Krankengymnastik** – Bestehen Sie während dem Klinikaufenthalt auf Krankengymnastik und wenn Sie der Physiotherapeut lediglich mit einem Plastik-Blasrohr zum Lungentraining abspeisen will, fordern Sie ein paar schöne Übungen, die Spaß machen und das Wohlbefinden steigern.

**Leistung** – Vergessen Sie dieses Wort und ersetzen es durch Genuss an der Bewegung und Ihrem Körper. So lernen Sie Ihren Körper wieder neu kennen und lieben. Versuchen Sie, nicht nur zu sehen, was er vielleicht gerade nicht mehr kann, sonden bewundern Sie ihn dafür, was er alles (noch oder wieder) kann!

**Krafttraining** – ein Thera-Band am Bett ersetzt Ihnen das Fitnessstudio! Auch die Muskelkraft sollten Sie gezielt trainieren. So werden Alltagsaufgaben auch weiterhin nicht zu einem Hindernis und Sie bleiben im wahrsten Sinne des Wortes bei Kräften.

Lassen Sie sich ein paar gute Übungen vom Physiotherapeuten zeigen und machen Sie diese immer wieder mal, wenn Ihnen langweilig wird.

# 17. Ich will, ich kann, ich brauche –
## selbstbestimmt durch die Therapie

Viele Ärzte würden mein oft eigenmächtiges Handeln sicher als verantwortungslos bezeichnen. Und der selbst bestimmte Patient muss sich darüber klar sein: Er muss seine Entscheidungen immer selbst verantworten! Am Anfang habe ich Blut und Wasser geschwitzt, denn ich wusste genau, dass von jeder Entscheidung mein Leben abhängen kann. Ich wusste aber auch: Sonst hängt es vielleicht von Menschen ab, die mich zunächst als Nummer und Krankenakte sehen.

Natürlich können meine Entscheidungen, die ich immer gemeinsam mit wichtigen Partnern getroffen habe, für andere Betroffene niemals Empfehlungen sein, die sie eins zu eins übernehmen können. Für jeden gilt hier ein ganz individueller Weg. Man ist so mutig, wie man sich traut, wird aber Stück für Stück sicherer und bestimmter. Viele Dinge würde ich heute noch viel rigoroser durch- und umsetzen.

Ich habe selbst einige, zu viele, junge Mädchen erlebt, die sich auf die Prognose verlassen haben: „Leukämie bekommen wir bei so jungen Menschen zu 98 Prozent wieder hin!" Von diesen Mädchen lebt keines mehr. Auch deshalb werde ich immer wütender darüber, wie wenig Ärzte ihre Patienten am Heilungsprozess beteiligen.

Warum hätten diese Mädchen selbst etwas tun sollen? Warum sich Gedanken machen und sich aufmachen, wenn die Ärzte das für einen regeln? Wer nimmt freiwillig den schwierigeren Weg? Das macht mich verzweifelt und wütend. Denn sie haben die Chance nicht einmal gesehen, die Verantwortung wurde ihnen „entzogen".

Ich weiß, es gehört Mut dazu und wachsendes Vertrauen in sich selbst.

Meine Freundinnen Katrin und Sandra haben immer gesagt „Das würde ich mich nicht trauen", wenn ich wieder mal ein Medikament oder eine Untersuchung ablehnte, oder etwas anderes dafür eingefordert habe. Dabei waren sie doch junge, rotzfreche Studentinnen. Haben sie sich nicht gewehrt, weil sie gar keinen Grund dazu sahen? Hätte ich sie früher aufwecken müssen? Hätte ich das überhaupt gekonnt?

Ich kann nur sagen, was ich anders gemacht habe. Möglicherweise kann mein persönlicher Weg dazu inspirieren, den eigenen Weg für sich zu suchen. Und natürlich hoffe ich durch ihn auch zu zeigen, was möglich ist, wo die eigenen Rechte liegen.

Den Kampf um mein Portsystem habe ich bereits geschildert, ganz wichtig war dabei auch, mir genügend Zeit zu nehmen. Mich intensiv auf die bevorstehende Chemo vorzubereiten. Diese Zeit ist meistens vorhanden! Viele Tumore brauchen zwischen 7 und 20 Jahren, bis sie so groß sind, dass wir sie überhaupt bemerken. Von der geschäftigen Hektik, die dann plötzlich losbricht, muss man sich nicht zwingend anstecken lassen. Sicher darf man nichts versäumen, aber selbst mein hochexplosiver Tumor hat zwischen Operation und Chemo eine Wartezeit von gut acht Wochen nicht „ausgenutzt". Meine drei zusätzlichen Erholungstage vor dem Start der stationären Therapie habe ich nicht bereut. Es ist wichtig, die Kraftreserven gut einzuteilen.

Für ein anderes klares Nein musste ich nicht eine Sekunde überlegen. Absolute Routine ist es, bei einer solchen Therapie die Regelblutung mittels Hormonen zu unterbinden. Das wollte ich auf keinen Fall! Mir sträubten sich alle Nackenhaare. Ich weiß aus Erfahrung, wie gedankenlos Ärzte mit dem Thema Hormone umgehen. Mein ehemaliger Gynäkologe hatte mir erst kurz zuvor mit folgenden Worten die Hormonspirale zur Empfängnisverhütung angeboten: „Das ist doch praktisch, dann haben Sie auch nie mehr Ihre lästigen Tage." „Sie sind mir nicht lästig!", konnte ich nur entgegnen. Der Arzt schaute mich an, als ob ich geisteskrank wäre. Und ich suchte mir einen neuen Arzt.

Mein Krebs und erst recht mein Hormonhaushalt und mein Zyklus gehörten mir! Ich würde während der Therapie sowieso den Großteil meiner Autonomie verlieren. Den kleinen Rest, mein Frausein, wollte ich behalten.

Und was könnte schon passieren? Man warnte mich: Sollte ich meine Menstruation während einer Aplasiephase bekommen, in der fast keine Blutplättchen mehr im Blut enthalten sind, könnte ich verbluten. Spätestens hier hätten sicher die meisten Patientinnen vor Schreck ganz schnell den „sicheren" Hormonen zugestimmt. Die möglichen Gegenmaßnahmen werden von den Ärzten oft gar nicht aufgezählt.

Zum Beispiel Thrombozytentransfusionen, die ersatzweise die Blutung regulieren können, sind möglich und sogar üblich. Ich habe mehrere Male eine solche Infusion erhalten, aber nicht wegen meiner Regelblutung, sondern wegen eines simplen Nasenblutens. Als ob mein Körper genau wüsste, wann es für ihn gefährlich wird, verschob sich mein Zyklus während der gesamten Chemotherapie und die Regel fiel immer auf die ungefährlichen Tage mit sicherer Thrombozytenquote. Zufall?

Wie vermutet, blieb sie gegen Ende der Behandlung sowieso aus – jeder Körper läuft auf Sparflamme, wenn er derart unter Stress gerät wie während einer Chemotherapie. Auch während Hungerepidemien und anderer Krisensituationen macht der weibliche Zyklus Pause, weil es einfach unsinnig wäre, in dieser Katastrophe weitere Nachkommen in die Welt zu setzen.

Die meisten Patientinnen sind nach einer Hochdosisbehandlung (keine Sorge bei geringer dosierten Chemos) dauerhaft steril. Ganz einfühlsam fragte mich meine (neue) Frauenärztin nach dem Therapieende, wie ich denn damit klarkäme. „Ich? Prima! Vier Wochen nach meiner Klinikentlassung hatte ich wieder die erste Blutung. Und jetzt alle 28 Tage, ich kann den Kalender danach stellen." Lachend fügte ich noch hinzu: „Ich hatte ja auch immer einen Mondstein in der Hosentasche, der den Hormonkreislauf regelt." Zufall? Vielleicht, vielleicht aber auch nicht.

Ähnlich emotional und radikal habe ich bezüglich der Antibiotika-Prophylaxe entschieden. Hoch dosiert sollte ich während der gesamten Behandlungsdauer Antibiotika einnehmen, selbst als mein Immunsystem einigermaßen intakt war. Auch Medikamente gegen Pilze und Viren standen regelmäßig vorsorglich auf dem Behandlungsplan. Dem leichtfertigen Umgang mit Antibiotika stand ich schon immer skeptisch gegenüber. Klar, im Notfall würde es hier meine Lebensrettung sein. Aber dauernd und mit allen Nebenwirkungen? Ich würde mein ganzes Körpergleichgewicht durcheinander bringen. Nein, mein Immunsystem sollte selbst etwas leisten, solange es konnte. Lagen meine Blutwerte im grünen Bereich, nahm ich keine Antibiotika, was meine Pfleger regelmäßig zur Weißglut trieb, weil ich die halbe Pillendosis unberührt wieder zurückgab.

Sobald sich ein Infekt anbahnte, was ich jedes Mal und zunehmend genauer spüren konnte, setzte ich die Antibiotikatabletten gezielt ein. Meistens geschah das just zu einem Zeitpunkt, wenn ich endlich alle Antibiotika aus meiner Pillenschachtel verbannt hatte und die Pfleger sie gar nicht mehr einsortierten. Dass sie das als Schikane werten konnten, verstehe ich heute, aber es war keine Absicht.

Panisch reagierten die Ärzte wohl zurecht, wenn sich während der Tiefphase des Immunsystems tatsächlich ein Infekt ankündigte, der Entzündungswert stieg und Fieber aufkam. Das kann schnell lebensgefährlich werden. Dann hing man unweigerlich sechs bis sieben Tage am Antibiotikatropf.

Fieber war ein weiteres Alarmsignal in der Klinik. Kaum kletterte das Thermometer über 37,5 Grad, quoll der Infusionsbaum neben dem Bett vor lauter fiebersenkender Mittel praktisch über. Das habe ich zumindest bei einigen meiner Zimmernachbarn erlebt. Leider. Viele der fiebersenkenden Mittel belasten die Nieren sehr stark und ich habe einige Mitpatienten erlebt, die nicht an ihrem Krebs, sondern an der Behandlung, deren Nebenwirkungen und letztendlich an Organversagen gestorben sind. Man tut also gut daran, abzuwägen, welche Medikamente wirklich nötig sind. Leider kommen immer noch viel zu wenig Patienten auf die Idee, dass ein „Zuviel" mindestens ebensoviel schaden kann wie ein „Zuwenig".

Ich habe fiebersenkende Mittel immer abgelehnt, solange das Fieber nicht entgleiste. Die Hyperthermie, eine immer stärker anerkannte Krebstherapie geht davon aus, dass Fieber auch heilend sein kann und hitzeempfindliche Krebszellen vernichtet. Schon im Altertum erkannten Ärzte den heilenden Wert des Temperaturanstiegs.

Wurde ich wieder einmal massiv bedrängt, mir endlich Antifiebermittel „anhängen" zu lassen, entgegnete ich: „Ich habe das Gefühl, das Fieber tut mir gut, mein Körper braucht das." Diese Weigerung wurde prompt bestraft. Während meine Bettnachbarin Sylvia mit fünf Simultan-Infusionen rührend versorgt wurde, Kühlelemente und Zuwendung bekam, kontrollierte man bei mir nicht einmal mehr die Temperatur.

Das ist das Risiko. Die Versorgung leidet, wenn man nicht willfährig mitmacht. Das fand ich schlimm und oft war mir zum Heulen, denn Fieber macht schwach und schlapp und nicht kampfeslustig. Trotzdem holte ich mir auf dem Stationszimmer selbst ein Fieberthermometer und kontrollierte stündlich meine Temperatur. Bei über vierzig Grad hätte auch ich auf fiebersenkende Mittel bestanden. Mein Fieber war meistens nach zwei Tagen vorbei. Sylvia aber landete irgendwann mit Nierenversagen auf der Intensivstation.

Wenn ich manchmal zwischen zwei Chemozyklen spürte, dass ich eine längere Ruhezeit brauchte und es für die nächste Behandlung noch zu früh war, entließ ich mich immer wieder einmal für ein paar Tage selbst. Meist ließen die Ärzte mich gehen, was sie rein rechtlich immer müssen. Man kann mit ihnen mehr aushandeln als man denkt – vorausgesetzt, man versucht es zuerst diplomatisch und ruhig.

Wer an einer klinischen Studie teilnimmt, wird eventuell in straffere Zeitmuster gepresst als andere Patienten. Um die Studien möglichst vergleichbar zu machen, muss alles in einem bestimmten Zeitraum ablaufen und man kann das Krankenhaus allein aus diesen Gründen nicht verlassen. Ich habe mich nie an diesen Zeitrahmen gehalten, das eigene Wohlbefinden war mir wichtiger als alle Studienanforderungen.

Wenn Behandlungen wirklich nicht passten, habe ich sie abgelehnt – wenn auch manchmal mit einem mulmigen Gefühl, was ich da riskieren würde.

Einmal wollte beispielsweise die Rückenmarkspunktion überhaupt nicht funktionieren. Die Ärztin stocherte schon zehn Minuten zwischen meinen Wirbeln herum und es kam einfach kein Nervenwasser. An diesem Tag lehnte ich einen weiteren Versuch ab. Ich spürte einfach genau, dass es nicht mehr klappen würde. Die Ärztin war zu nervös, ich war zu verkrampft. Das könnte mich wieder eine Woche schwerer Migräne kosten. Eine Dosis Chemo weniger würde dagegen wohl nicht viel ausmachen.

Natürlich ist es wichtig zu unterscheiden, wann einfach nur der falsche Zeitpunkt für eine Untersuchung ist und wann wir einen Eingriff aus purer Angst vermeiden wollen. Ich muss zugeben, dass die Angst auch mich am Anfang meiner Krankengeschichte zu einem falschen Entschluss getrieben hat. Denn natürlich haben Ärzte und Pfleger immer wieder auch Recht. Das darf man nicht vergessen.

Meine Abneigung gegen fremdes Blut war so groß, dass ich steif und fest behauptete, ich würde ohne Transfusionen durch diese Therapie kommen. So oft mir mein Vertrauenspfleger Jochen auch versuchte zu erklären: „Es hat noch keiner geschafft, hier ohne Blut durchzukommen. Keiner!", blieb ich stur: „Dann bin ich eben die Erste!"

Ich war siegessicher, selbst mit einem sensationell niedrigen Hämoglobinwert stieg ich tapfer – wenn auch etwas müde – auf meinen Stepper und trainierte. Wenn ich das schaffe, brauche ich kein Blut, bildete ich mir ein. Das verkündete ich auch stolz der Visite.

„Na gut, wenn Sie nicht wollen."

„Nein!"

In diesem Fall gab es tatsächlich ein böses Erwachen. Am nächsten Morgen machte ich die Augen auf und sah nur noch Sterne. Ich konnte keinen Finger mehr rühren, nicht einmal mehr der Schwester klingeln. Zu Katrin neben mir brachte ich nur noch schwach den Satz heraus „Ich brauche Blut."

Bis zum Abend musste ich dann auf die zwei ersehnten Beutel warten. Das sollte mir eine Lehre sein. Am Morgen nachdem ich die Bluttransfusion bekommen hatte, fühlte ich mich wie neu geboren. Ich fühlte mich sogar so stark, dass ich mich gleich für ein paar Tage aus der Klinik entließ und eine Stunde später auf dem Rücken meines Pferdes saß. Das Leben hatte mich wieder, dank eines gesunden, sicher rotbackigen Blutspenders und der richtigen Einschätzung der Ärzte.

## Tipps und Anregungen für Betroffene

### Die Verantwortung für das eigene Leben übernehmen

**Diplomatie** – Steht immer am Anfang aller Verhandlungen mit Ärzten. Manchmal sind sie kompromissbereiter, als man denkt. Manchmal müssen Sie jedoch auch sehr klare Standpunkte einnehmen, auf Ihre Rechte pochen – und diese einfordern!

Machen Sie sich dann klar: Ärzte sind keine Götter, denen Sie sich brav fügen müssen. Eigentlich sind Ärzte Dienstleister mit einem Hilfeauftrag. Sie haben geschworen, Menschen zu helfen, nicht über sie zu bestimmen.

**Kompromisse** – Sollten beide Seiten machen. Bei Behandlungen und Medikamenten sollten sich Arzt und Patient jedoch zu hundert Prozent einig sein. Dann können Sie die Wirkung optimal nutzen. Vielleicht finden auch Sie neue Wege, anfänglich abgelehnte Behandlungsmethoden positiv zu betrachten?

**Mut** – Ein wenig Mut brauchen Sie, um sich gegen eingefahrene Machtpositionen zu wehren. Vielleicht ist genau jetzt die Zeit, ihn herauszukramen? Vertrauen Sie auf Ihren ganz natürlichen Lebenswillen und lassen Sie ihn zu.

**Bestrafung** – Sie werden sicher von Ärzten und Pflegern dafür bestraft werden, dass Sie ein „renitenter", selbstbestimmter Patient sind. Das ist keine unbegründete Angst. Aber Sie werden auch Verbündete haben, die über den Tellerrand hinausschauen können. Und den Rest gleichen Sie durch eigene Aktivitäten aus, messen selbst Fieber, achten auf Ihre Blutwerte, das Essen etc.

**Wissen** – Auch hier ist Wissen wieder Macht. Lernen Sie alles über Ihre Behandlung und Ihre Krankheit, so weit es eben geht, oder lassen Sie sich von einer Vertrauensperson dabei helfen. Kontrollieren Sie Ihre Behandlungspläne immer ganz genau.

**Zeit** – Keine Panik, Sie haben in der Regel jede Menge Zeit – zumindest oft mehr, als es Ärzte in ihrer Hektik und Überrumpelungstaktik vermitteln. Lassen Sie sich nie zu Entscheidungen drängen. Aber schieben Sie Entscheidungen auch nicht zu lange vor sich her. Verdrängen kann jetzt fatale Konsequenzen haben.

# 18. Nach der Therapie ist vor der Therapie

Eigentlich dachte ich nach einem halben Jahr Klinik, mich könnte nichts mehr überraschen. Ich war froh, endlich raus zu kommen. Doch war ich das wirklich? Nach meiner Klausur, meiner unfreiwilligen Klosterzeit abseits der realen Welt würde die Realität wieder auf mich warten. Seltsam, jetzt hatte ich die größte Angst.

Als mich während dieses letzten Zyklus wieder einmal mein Psychologieprofessor besuchte, stellte er mir die entscheidende Frage: „Und? Was machen Sie jetzt?"

Das war gar nicht so einfach zu beantworten. Nur mein Bauch wusste es eigentlich längst: „Etwas Geerdetes! Eine Mistgabel in die Hand nehmen!"

Am liebsten würde ich mir meinen großen heimlichen Traum erfüllen und auf einem Pferdehof leben. Es dürfte auch ein ganz normaler Bauernhof sein. Das wäre eine Zwischenstation zu meinem großen Ziel, das ich mir in den vergangenen Monaten in allen Details erträumt hatte: Irgendwann würde ich Mulitrekking-Touren in den Alpen anbieten und im Sommer auf einer Alm wohnen. Das wäre aber erst möglich, wenn meine Tochter mit der Schule fertig ist. Als konsequente Vorbereitung wäre ein Hof jetzt genau das Richtige.

Ich habe es geschafft, alles entspannt auf mich zukommen zu lassen. Oft fallen einem die Möglichkeiten dann tatsächlich vor die Füße! Man muss sie nur erkennen können. Keine vier Wochen später bot mir jemand einen Reiterhof zur Pacht an.

Mein Abschied aus der Klinik, meiner Heimat der letzten Monate, war unspektakulär und unfreundlich. Das hat mich enttäuscht. Ich betrachtete die Meinungsverschiedenheiten der letzten Wochen und Monate als fachliche Diskussionen und nicht als Feindseligkeit. Im Gegenteil. Mit viel Humor hatte ich Fehler und Fehlentscheidungen von Ärzteseite immer wieder entschuldigt, zwangsweise natürlich. Ja, ich war eine anstrengende Patientin, aber auch mir hatten es die Ärzte und Pfleger nicht leicht gemacht. Und schließlich verbinden auch negative Erfahrungen und so hatte ich ein paar persönliche Worte erwartet.

„Bis um zehn müssen Sie draußen sein, wir brauchen das Zimmer", war alles, was der jungen Schwester einfiel. Hätte sie nicht wenigstens sagen können: „Jetzt sind wir aber froh, dass es wieder ruhiger wird auf der Station"? Das wäre ehrlich gewesen und wenigstens ein bisschen persönlicher.

Mein schwindelnder Münchhausen-Arzt drückte mir wortlos den Entlassungsbrief in die Hand. Damit lieferte er zum Schluss wenigstens noch einmal den gebührenden Sprengstoff – wie ein Paukenschlag am Ende einer Symphonie. In meinem Entlassungsbrief war ich plötzlich von Stadium I auf Stadium IV hoch klassifiziert worden. Kommentarlos! Ein halbes Todesurteil, würde man Statistiken und Prognosen glauben.

Als ich den Arzt zur Rede stellte, druckste er unsicher herum: Na ja, das könnte man halt so und so sehen. Als ich ihm verärgert entgegnete, das könne man einem doch nicht so heimlich unterjubeln, manch einer würde sich bei einer solchen Diagnose vielleicht einen Strick nehmen, antwortete er nur: „Wir haben uns dabei nichts gedacht." Das glaube ich ihm ausnahmsweise! Viele Ärzte machen sich wenig Gedanken darüber, wie es einem Menschen dabei geht.

Meine weitere Vermutung, die sich nach internen Recherchen in Medizinerkreisen bestätigte: Man hatte mich zugunsten eines besseren Studienergebnisses kurzerhand im Stadium hochgestuft. Nach dem Motto: „Schaut her, wir bringen mit den neuen Medikamenten sogar ein Vierer-Stadium über den Berg!" Statistiken sind geduldig, Patienten sollten es genau aus diesem Grund nicht sein – und erst recht nicht allen medizinischen Studien blindes Vertrauen schenken.

Das Gefühl, durch die automatische Glastür der Klinik in die Sonne zu treten und zu wissen: „Fertig!" war irgendwie irreal, ich konnte es gar nicht einordnen. So vertraut war mir inzwischen alles geworden, endlich hatte ich mich an die festen Abläufe gewöhnt. Vor der großen Freiheit war mir fast ein wenig mulmig zumute. Was würde ich jetzt mit mir und meinem Leben anstellen? Könnte ich es besser machen?

Vor meiner endgültigen Freiheit sollte ich sowieso noch einmal zurückkehren. Ein letztes Mal landete ich mitten in der Nacht wegen Fieber in der Notaufnahme. Diesmal hatte ich doppelt Glück. Meine Station hatte wohl endgültig genug von mir und ich landete auf der Privatstation, wo ich auf einen Arzt traf, mit dem ich das netteste und informativste Gespräch seit Monaten führte. Mir war dieser Arzt schon vorher aufgefallen und insgeheim musste ich immer schmunzeln, wenn ich ihn sah, weil er aussah wie ein anatolischer Ziegenhirte und so gar nicht dem gängigen Bild von einem Arzt entsprach.

Viele Fragen, die ich nach Monaten noch nicht beantwortet bekommen hatte, beantwortete er in dieser Nacht. Es war ein seltenes Erlebnis, dieses Vertrauen zu einem Arzt zu spüren, fast wie ein Abschiedsgeschenk.

Dieser Arzt sollte es auch sein, der sich mit aller Macht kurze Zeit später für meine Freundin Sandra einsetzte.

Mit Sandra hat mich von Anfang an viel verbunden. Sie könnte die kleine Schwester sein, die ich mir immer gewünscht hatte. Sandra war eine leidenschaftliche und ehrgeizige Turniertänzerin, trug ihre Tücher auf dem nackten Kopf mit einem umwerfenden Chic, dazu große Ohrringe und meistens ein bauchfreies Top zur lässigen Jogginghose. Doch als erstes fielen mir ihre Schuhe auf. Orientalische Pantoffeln, reich bestickt mit funkelnden Pailletten.

Im Sommer hatten wir uns eine gemütliche Ecke auf dem Stationsbalkon eingerichtet und extra einen Sonnenschirm gekauft, weil wir wegen der Medikamente eigentlich nicht in der Sonne sitzen durften. Hier verbrachten wir Tage und halbe Nächte, wenn es in den Zimmern zu heiß war zum Schlafen.

Als ich Sandra das erste Mal traf, zweifelte ich erst einmal an meiner These, Krebs könnte etwas mit zu wenig Eigenliebe zu tun haben. Bei diesem Mädchen schien mir das völlig unmöglich. Sie hatte alles, um sich selbst liebenswert zu finden. Sie war außerordentlich hübsch, intelligent, studierte erfolgreich Jura und hatte den zuverlässigsten und liebsten Freund, den man sich nur wünschen kann, und das seit gut zehn Jahren. Welche Jugendliebe hält sonst so lang?

Nach und nach, ganz langsam durfte ich Sandra in die Seele blicken. Auch das hatten wir gemeinsam, dass wir zwar locker einen ganzen Saal voller Menschen aus dem Stegreif unterhalten können, aber sonst niemanden an uns heranlassen.

Und Sandra war genauso weit entfernt von sich, wie ich es am Anfang meiner Therapie selbst war, sogar noch weiter. Sie hatte auch das Gespür für ihren Körper so sehr verloren, dass sie sich stellenweise nicht einmal mehr selbst berühren konnte. Jetzt richtete sich das eigene Immunsystem gegen sie selbst.

Ein ganzes Jahr lang lief eine Chemo nach der anderen in ihren schönen Körper und Sandra konsumierte das wie eisgekühlte Cola. Keine Sorge, schien sie sich zu sagen. Die Ärzte haben doch gesagt, sie bekommen das wieder hin! 98 Prozent Heilungschance. Bei ihrem Rückfall war die Panik groß. Ein Rezidiv – das Schreckgespenst hatte plötzlich einen Namen.

Erst jetzt wachte Sandra auf, wechselte zwischen aggressiven Selbstmorddrohungen, stummer Verzweiflung und manischer Heilungssuche. Aber wenigstens wachte sie endlich auf, begann, sich mit sich selbst zu beschäftigen, las das erste Mal Bücher über ihre Krankheit, über Selbstheilungskräfte, informierte sich akribisch über mögliche Therapien. Das hatte sie vorher nicht sonderlich interessiert.

Sie wurde selbständig. Bobby, ihrem Freund, sagte sie, er solle sich ruhig öfter auf sein Studium konzentrieren. Plötzlich brauchte sie Zeit für sich. Vorher konnte und wollte sie gar nicht mit sich allein sein, hatte fast Angst davor.

„Meine Krebszellen sind Zellen, die die Liebe vergessen haben", steht in ihrem wunderschönen Notizbuch, in dem sie in den letzten vier Monaten so viele schöne Sätze und Bilder gesammelt hat.

Ich weiß: Man erwartet jetzt und will zwingend hören, dass Sandra wieder gesund wurde, weil sie doch diesen inneren Weg entdeckt hat. Ja, Sandra wurde wieder heil und ganz. Doch gestorben ist sie trotzdem. Die Zeit hat nicht mehr gereicht, der Körper war schon zu schwach und hatte bereits zu lange ausgehalten. Es ist müßig zu fragen, ob Sandra noch leben könnte, sie wollte es ganz und gar, kein Zweifel. Hätte sie es geschafft, wenn sie sich früher auf den Weg zu sich gemacht hätte? Kein Mensch kann diese Frage beantworten. Denn tatsächlich ist unser Körper, wenn er ein so massives Warnsignal wie Krebs oder eine andere schwere Krankheit zeigt, schon sehr mitgenommen. Dann brauchen wir oft Hilfe von außen, um wieder ins Lot zu kommen. Und manchmal müssen wir akzeptieren, dass wir es nicht mehr in die volle körperliche Balance und Gesundheit schaffen. Das müssen wir akzeptieren – selbst wenn unser Lebenswille bis zuletzt an diesem Leben hängt.

Sandra ist nicht sinnlos gestorben. Sie hatte vorher immer sehr viel Wert auf Schönheit gelegt. Im größten Leid und wirklich alles andere als schön war dieses Mädchen jedoch ganz bei sich. Und zwar so voll und ganz, dass es mich heute noch wärmt.

Ich weine und trauere viel um Sandra, weil sie mir fehlt, weil ich es ungerecht finde und ich mich auch immer wieder frage: Warum? Und auf der anderen Seite weiß ich ganz genau, dass sie diesen harten Weg gegangen ist, um dorthin zu kommen, wo sie hingehört: zu sich selbst. Sandra wurde fünfundzwanzig Jahre alt. Sie war erwachsen, stark, kräftig und groß. Jetzt hätte sie in dieser Welt bleiben können. Aber dazu war es zu spät.

Ich habe mich von Anfang meiner Erkrankung an mit Sterbeforschung aueinandergesetzt, was mir von Mitpatienten und Freunden nur Unverständnis einbrachte. Wer will sich schon mit so etwas beschäftigen? Daran wollen wir doch gar nicht denken. Dabei ist man diesem Thema doch nirgendwo näher als auf einer Onkologiestation. Und nirgendwo schweigt man es so beharrlich tot. Wir sind Meister der Verdrängung und der Ablenkung und denken, wir könnten irgendwann gedankenlos aus dem Ärmel schütteln, was wichtiger als unser Geburtstag werden könnte. Sterben. Da muss eben jeder durch. Die meisten Menschen nehmen die Führerscheinprüfung ernster – und die kann man im Zweifelsfall wiederholen.

Irgendwann fragte mich eine Schwester auf der Intensivstation für Knochenmarktransplantationen, wie ich es eigentlich aushalten würde, jeden Tag hierher zu kommen, um Sandra zu begleiten. Meine Haare waren kaum nachgewachsen, ich war noch mitten drin im Thema. Doch es machte mir keine Angst, im Gegenteil.

Sandra hat mir in diesen Wochen viel mehr geschenkt als ich ihr. Ihr Vertrauen, ihre Liebe – und das Wissen darum. Wir waren uns ganz nah und das war für uns beide etwas Neues.

Sandras Sterben, aber vor allem ihr Leben, das in den schwersten Momenten aufblühte, ist eine ganz eigene Geschichte. Und ich werde die Bilder nie aus meinem Kopf bekommen. Inständig hoffte ich die ganze Zeit, dass alles wahr wäre, was ich ihr in den letzten Tagen erzählte. Dass ich mir ganz sicher bin, dass sie es kann. Dass sie genau weiß, wie das Sterben geht. Dass es gut wird und richtig. Nichts ist wichtiger, als jemanden gehen zu lassen und es ihm auch zuzutrauen. Ihm Sicherheit zu geben und dieses Vertrauen auch für sich selbst zu entwickeln.

Wenn eine Mutter das nicht kann und immer wieder mit den Worten „Du darfst nicht gehen!" an ihrem Kind zerrt, dann ist das tragisch aber verständlich, doch nichts ist schlimmer, als wenn eine junge, unerfahrene Ärztin ins Zimmer kommt und in der eigenen Hilflosigkeit selbst in den letzten Stunden noch auf einen Menschen einredet: „Du musst jetzt kämpfen!" Dann, wenn es nur noch ums Loslassen geht.

Sandra ging, als sie irgendwann eine ruhige Minute fand, und schenkte uns zum Abschied ein friedliches, mildes Lächeln. Ein Buddha-Lächeln. Ich danke Sandra noch heute jeden Tag dafür, denn trotz aller Trauer und Tränen starb mit ihr zum Glück noch etwas anderes in mir: der letzte Funke Angst.

Sandra wollte leben und auch ich will leben, heute mehr denn je. Aber erst wenn wir wissen, wie wir sterben wollen, mit welcher inneren Geisteshaltung, können wir auch frei entscheiden, wie wir leben wollen. In meiner geistigen Vorstellung bin ich immer aufrecht und stolz wie ein Ritter gestorben, mit einem flammend orange-roten Federbusch. Leben will ich heute eher wie der weise Hofnarr – mit allen Narrenfreiheiten und Wahrheiten.

Kommt jetzt das Happy End? Nach so viel Kampf gegen medizinische Willkür und Unpersönlichkeit, nach so viel Trauer? Dieses Happy End gibt es, und es ist nicht einmalig und endgültig. Es passiert immer wieder. Täglich.

Martin Luther sagte einmal: „Das Leben ist keine Ruhe, das Leben ist eine Übung." Macht Krebs in dieser Übung einen Sinn?

Ja, und jeder kann ihn entdecken. Wenn wir uns hochtalentierte, geniale Menschen wie Lance Armstrong, Albert Einstein oder Stephen Hawking anschauen, sagen wir uns vielleicht: Die haben nichts mit mir zu tun. Doch! Theoretisch schlummern in uns allen unerkannte Talente und Möglichkeiten. Aber: Meistens nutzen wir nur zehn Prozent des Potentials, das Körper und Geist uns bieten. Das ist kein Vorwurf, sondern eine einfache Tatsache. Und die logische Schlussfolgerung ist: Selbst wenn wir krank sind, haben wir jede Menge Reserven übrig. Unser Körper drängt immer in die vollkommene Balance zurück, die er zum Überleben braucht. Die Biologie und die Trainingswissenschaft nennen das Homöostase. Nutzen wir sie.

Wenn wir ganz behutsam aber neugierig anfangen, unsere Kräfte zu entdecken und unserer Angst ins Gesicht zu blicken, dann können wir sagen: Ja, Krebs macht Sinn. Er ist selbstverständlich kein Lichtschalter, den man umlegt und es wird hell. Krebs ist ein riesiges Warnschild, das unser Körper uns in größter Not vor die Nase hält, aber er ist keine Sackgasse. Wenn er einen wirklich aufweckt, kann er sogar zu einem Geschenk werden.

Bobby, Sandras Freund und heute einer der wichtigsten Menschen in meinem Leben, war der Erste, der das Manuskript für dieses Buch las. Ich war nervös. Sein Urteil war für mich entscheidend. Würde er mir sagen: „Du hast gut reden, du hast ja überlebt!"?

Das hat er nicht gesagt, sondern: „Du musst dringend noch schreiben, wie schön alles war, die tiefen, ehrlichen Freundschaften zum Beispiel." Und da hat er Recht.

Es war nicht nur Kampf – und selbst wenn dieses Buch voll ist von Ärztekritik, bin ich doch der Überzeugung, dass man Ärzten immer diplomatisches Verständnis entgegenbringen sollte, versuchen sollte, eine Brücke zu bauen. Ärzte und Pflegepersonal sind meist nur die ausführenden Organe eines kranken Systems. Ärzte haben die höchste Selbstmordrate aller Berufsgruppen und tragen das höchste Risiko, selbst am Burn-out-Syndrom zu erkranken. Professor Joachim Bauer, ein führender deutscher Psychosomatiker, vergleicht die Arbeitsbedingungen der Assistenzärzte an deutschen Kliniken mit modernem Sklaventum. Auch ihnen hilft keiner.

Die Grundbedingungen müssen sich ändern und Ärzte müssen von uns, ihren Kunden, lernen, welche Bedürfnisse Patienten, Menschen wirklich haben. Denn wenn nicht die Patienten ein besseres und menschlicheres System einfordern, wer dann?

Zu den wertvollen und schönen Begegnungen während meiner Krankengeschichte gehören neben Sandra und Katrin auch noch einige andere Menschen, so wie Jochen, der Pfleger, der gegen jeden Burn-out resistent zu sein scheint. Jochen weiß einfach intuitiv, wie man mit Menschen umgeht, damit Resonanz entsteht und Kräfte in einem Kreislauf hin und her fließen. Und dass es eben nicht nur um medizinische Versorgung geht. Jochen kann das einfach so – und bekommt dasselbe von den Patienten zurück. Er ist mir heute noch so wichtig wie vor zwei Jahren, wenn ich sein lautes, fröhliches Lachen auf dem Flur hörte. Und er sagt heute manchmal, er braucht auch mich, damit er weiß, wofür er das alles tut.

Mit Jochen habe ich viel gelacht, auch mit Katrin, Sandra und Bobby. Und es war tatsächlich anders als „draußen". Wir haben nie über Berufe geredet, oder darüber, was man sonst so macht, kauft und wohin man in den Urlaub fährt. Und trotzdem ging uns unser Gesprächsstoff und unser Lachen nie aus. Für mich sind Wissen, Akzeptanz und Freundschaft noch nie so tief gegangen. Es gibt auf onkologischen Stationen neben all dem Leid viel Offenheit, Nähe und Freundschaft. Man sitzt „in einem Boot" und Gefühle wie Angst, Hoffnung und Sehnsucht sind so stark, dass man sie gar nicht mehr verstecken kann.

Heute weiß ich, dass mir erst der konsequente Klinikaufenthalt die wirkliche Begegnung mit mir selbst möglich machte. Ich konnte ja nicht mehr weglaufen.

Heute laufe ich mir entgegen. Jeden Tag einen Schritt. Manchmal zwei, manchmal einen halben. Manchmal auch zurück.

Ich bin umgezogen, in ein altes Bauernhaus mit vielen Blumen in einem kleinen Garten und einer spartanischen Holzheizung. Meine Tochter schimpft wie ein Rohrspatz, im Winter ist es ihr dort zu kalt. Ich liebe es, denn ich kann das Leben wieder spüren: im Winter kalt, im Sommer heiß. Nicht mehr, nicht weniger. Wenn ich Feuer mache und eingekuschelt in ein dickes Fleece fünf Minuten vor dem Ofen sitze, auch ein wenig über die Kälte schimpfe und warte, bis die Flammen hinter dem Fenster hochschlagen, dann muss ich nicht extra üben und meditieren, um mich lebendig zu fühlen. Das passiert automatisch. Ich bin mitten drin im Leben, mit all seinen Grob- und Feinheiten.

So möchte ich leben und das ist keine Frage von Zeit. Nicht einmal eine Frage des Geldes. Seit meinem kompletten „Ausfall" habe ich viele Nullpunkte durchkreuzt. Ich wurde ja nicht resistent gegen kleine und große Alltagssorgen, aber ich finde heute schneller in die Gelassenheit zurück und staune selbst immer wieder, wie sich vieles fügt, wenn man es aufmerksam auf sich zukommen lässt. Ich bin dankbar und sehe vieles, was ich bekomme, als Geschenk.

Inzwischen weiß ich genau, warum ich Sportwissenschaft studiere und halte an der Universität leidenschaftlich Vorträge über das kulturell vererbte, mechanische und schädliche Menschenbild, das wir in der Medizin und im Sport seit Jahrhunderten in unseren Köpfen haben – und wie wir es ändern können. Als Dozentin kann ich Studenten weitergeben, wie wichtig Gefühle sind und wie sie unseren Alltag und unsere Körpersprache beeinflussen. Ich arbeite als Reittherapeutin, gebe Tanzworkshops und kombiniere alles, was ich im Qi Gong gelernt und erfahren habe mit dem, was mich seit Jahrzehnten begleitet: lateinamerikanischen Rhythmen und Lebensfreude. Die habe ich wieder für mich entdeckt, hege und pflege sie, und wenn ich meinen Mittänzern das Gefühl im kreisenden Becken beschreiben will, sage ich: „Es ist, wie wenn man genüsslich mit der Zunge einen Puddingbecher ausschleckt und man mit der Spitze in den letzten Winkel kommen möchte." So will ich das Leben austasten.

Langsamkeit muss ich mir oft noch verordnen, meine Mitte immer wieder finden, denn ein Feuergeist werde ich wohl bleiben. Nun muss ich lernen, ein paar Energien für mich zu behalten, um sie zu vermehren. Denn man kann erst geben, wenn man selbst genügend hat.

Natürlich habe auch ich manchmal Angst vor einem Rückfall, einem Rezidiv, einem neuen Aufflammen. Vor kurzem habe ich zum ersten Mal geträumt, ich hätte Lungenmetastasen. Lauter kleine, gelbe Kügelchen wurden auf dem Bild des Apparates sichtbar, in den mich eine ganze Gruppe Ärzte eingespannt und festgegurtet hatte. Sie diskutierten wild durcheinander und konnten sich nicht einigen. Ich schnallte mich einfach los – und ging fort.

Meine Tochter ist in dieser Hinsicht weiser als ich. Wenn mich die Panik packt, kann sie in ihrer ruhigen Art sagen: „Dann wäre es eben so. Punkt." Und ich muss schmunzeln. Vertrauen und Demut machen sich dann als warmes Gefühl im Bauch breit. Ich muss und kann diese Dinge nicht steuern und das ist gut so.

Ich hatte die besten Startbedingungen und einige Privilegien, die mir all diese Blickwinkel auf „meinen Krebs" ermöglicht haben. Dafür bin ich dankbar. Meine Ausbildung und mein Körpergefühl als Tänzerin, mein Beruf als Journalistin, meine ungebrochene Neugier, meine Tochter, meine Tiere. Und trotzdem war auch ich bereits vor meiner Erkrankung krank – vor Traurigkeit und Leere.

Es hat nur niemand bemerkt, nicht einmal ich selbst. „Mir geht's prima", habe ich immer gesagt und es auch selbst geglaubt. In einem meiner kleinen Notizbücher fand ich vor kurzem ein Gedicht. Geschrieben habe ich es ungefähr drei Monate vor meiner Operation. Ich bin tief erschrocken, als ich es jetzt wieder las. Konnte das wirklich von mir sein? Es klang wie von jemandem, der kurz davor ist, sich umzubringen. War das die Botschaft an meinen Körper? So schlecht ging es mir? Damals habe ich es nicht gespürt, heute kann ich darüber weinen.

Krebs macht für mich Sinn, so sehr, dass ich „meinen Krebs" in Gedanken noch ein bisschen behalte, um auf mich aufzupassen. Irgendwann werde ich ihn auch dazu nicht mehr brauchen und das alleine schaffen. Das ist der wichtigste Teil der Therapie nach der (Krebs)Therapie. Auch meine Fatigue, diese geheimnisvolle Erschöpfung von Krebspatienten nach der Therapie, ist für mich heute noch Entschuldigung für meine nötigen Ruhepausen. Viele verzweifeln an diesen plötzlichen, bleiernen Müdigkeitsanfällen. Ich werte sie als Weisheit meines Körpers, er bremst mich heute früher und schneller aus, wenn ich ihm zuviel zumute. Irgendwann werde ich vielleicht ganz selbstverständlich zu mir selbst sagen können: Ich brauche eine Pause. Dann brauche ich dazu keine Entschuldigung mehr.

Krebs kann stark machen – nämlich dann, wenn wir plötzlich zugeben, auch schwach sein zu dürfen.

Und: Krebs ist fair. Er lässt uns Zeit, uns auf den Weg zu machen und eine reelle, echte Chance. Wir sollten unsere panische Angst vor dem Schreckgespenst Krebs ablegen, denn letztlich ist Krebs auch nur eine Krankheit unter vielen. Wenn wir seinen Anstoß annehmen, zeigt der Krebs uns seine Botschaft und weist uns den Weg in unbekanntes Land – zurück ins Leben.

# Dank

Zum Schluss möchte ich mich noch bei meiner persönlichen „Seilschaft" auf dieser harten Bergtour durch die Krebstherapie bedanken.

Danke vor allem an meine Tochter, die mich mit ihrer natürlichen Weisheit und sonnigen Art vor manchem Absturz in tiefe Gletscherspalten der Verzweiflung bewahrt hat. Merci auch für die drei täglichen Spritzen, die sie mir, als Zehnjährige, trotz meiner Nadelphobie beherzt aber gefühlvoll in den Oberschenkel rammte – ohne blaue Flecken!

Danke an meine Mutter, die mich vor Skorbut und seelisch-körperlicher Demoralisierung bewahrte, indem sie unermüdlich „vitaminwelke" und zerkochte Klinikkost durch liebevoll gekochtes, wertvolles „Essen auf Rädern" ersetzte und mich täglich frisch ans Bett belieferte. Liebe geht eben manchmal doch durch den Magen.

Danke an Jochen, den besten Krankenpfleger, der trotz dem zermürbenden Medizinbetrieb einer hektischen, stressanfälligen Onkologiestation für Kassenpatienten Mensch geblieben ist.

Danke an meinen Hausarzt Gerhard Stützle, der sich in dem ganzen Medizinrummel, den Allmachtsphantasien und blindem Technikglauben einen gesunden Menschenverstand und Bodenhaftung erhalten hat. Auf den ich mich Tag und Nacht, mit Handynummer in der Nachttischschublade, immer verlassen konnte. Der mir neben Wissen, gutem Rat und Rezepten das wichtigste Elixier zur Heilung verordnete: Mut, Hoffnung, Vertrauen und Gelassenheit.

Danke an Professor Hartmut Gabler, eigentlich „nur" mein Psychologie-Professor, der mir mit seinen regelmäßigen Besuchen zeigte, wie sehr er an mich glaubt und mir damit sicher mehr geholfen hat, als er ahnt.

Danke auch für alle anderen herzlichen, sozialen und finanziellen Hilfsangebote von echten Freunden, die mir gezeigt haben: Ich bin nicht allein auf dieser Tour. Einen ganz besonderen, unermesslichen Dank und viel Liebe empfinde ich für Sandra und Katrin. Wir waren auf der gleichen Route unterwegs – aber dann ging jeder in eine andere Richtung. Zumindest vorerst.

Danke Sandra, dass ich dich bis an den Rand des größten Geheimnisses begleiten durfte. Seitdem habe ich keine Angst mehr vor dem Geheimnis des Sterbens – und das bedeutet für mich ein neues Leben – ohne Angst.

# good hope –
## Stiftung für humane Krebstherapie und Patientenwürde

So schnell wie sich durch eine Krebsdiagnose alles ändern kann – auf den ersten Blick ins Negative – so schnell kann sich von heute auf morgen auch vieles zum Guten wandeln.

Die Stiftung good hope tauchte als Vision das erste Mal während meiner Klinikzeit auf.

Es gibt viel, woran es mangelt und wofür keine öffentlichen Gelder da sind: good hope will schon in der akuten Klinikphase Mut machen, die innere Stimme fördern, Teamfähigkeit von Ärzten und Patienten stärken und helfen, die Verantwortung für das eigene Leben zu übernehmen. Es geht darum, Selbstheilungskräfte zu entwickeln und die Krebstherapie optimal zu nutzen.

Jetzt hat good hope ein Zuhause gefunden, einen Platz, von dem aus die Idee besonders gut, mutig und tapfer in die Welt strahlen kann: Ein einzigartiges Domhaus, ein Ort der Kraft, aus Hoffnung und biologischen Naturmaterialien nach Feng Shui Regeln gebaut. Mitten im Naturparadies Großes Lautertal auf der schwäbischen Alb. Der Steinbildhauer Franz Ludescher stellt das Haus der Stiftung good hope zur Verfügung. Danke!

Dort entsteht momentan ein Seminar- und Reha-Zentrum. Kunst-, Tanz-, Reittherapie, Entspannungsübungen, Visualisierungs- und Meditationstechniken, Vorträge, Veranstaltungen und Selbsthilfegruppen sollen dazu beitragen, Patienten stark zu machen, Orientierung in der Krise zu ermöglichen und das Leben neu zu entdecken.

Jeden Tag aufs Neue. Spüren, wie sich Leben und Lieben anfühlen.

Damit sich das auch Menschen in einer sozialen Krise gönnen können, soll die Stiftung good hope eine solidarische Ausgleichsfinanzierung der Angebote sicherstellen. Auch Forschungsaufträge im Bereich der Psychoonkologie, der Sporttherapie bei Krebs und der Alternativ-Medizin sollen vergeben werden- wenn genügend Geld zur Verfügung steht.

Und seitdem ich in meiner eigenen Krankheits-Krise gelernt habe, Hilfe dankbar anzunehmen, freue ich mich über Spenden von ganzem Herzen

Passen Sie gut auf sich auf!
Ihre Patricia Noll

www.good-hope.de

# Quellenverzeichnis

Ardenne, Manfred von: *Oxygen Multistep Therapy. Physiological and Technical Foundations.* Thieme 1990.

Armstrong, Lance; Jenkins, Sally: *Tour des Lebens. Ich besiegte den Krebs und gewann die Tour de France.* Verlagsgruppe Lübbe 2000.

Bauer, Joachim: *Prinzip Menschlichkeit. Warum wir von Natur aus kooperieren.* Hoffmann und Campe 2006.

Dethlefsen, Thorwald; Dahlke, Rüdiger: *Krankheit als Weg. Deutung und Bedeutung der Krankheitsbilder.* Goldmann 2006.

Kappauf, Herbert; Gallmeier, Walter: *Nach der Diagnose Krebs – Leben ist eine Alternative.* Herder, 4. Auflage, 2004.

Kappauf, Herbert: *Wunder sind möglich. Spontanheilung bei Krebs.* Herder, 4. Auflage, 2006.

Kuby, Clemens: *Unterwegs in die nächste Dimension. Meine Reise zu Heilern und Schamanen.* Kösel 2006.

Kübler-Ross, Elisabeth: *Erfülltes Leben – würdiges Sterben.* Gütersloher Verlagshaus, 2. Auflage, 2005.

LeShan, Lawrence: *Diagnose Krebs. Wendepunkt und Neubeginn.* Klett-Cotta, 7. Auflage, 2006.

LeShan, Lawrence: *Psychotherapie gegen den Krebs. Über die Bedeutung emotionaler Faktoren bei der Entstehung und Heilung von Krebs.* Klett-Cotta, 8. Auflage, 1999.

Nagel, Gerd; Nagel, Delia; Bopp, Annette: *Krebs – was man für sich selber tun kann. Patientenkompetenz stärken.* Herder 2007.

Servan-Schreiber, David: *Die Neue Medizin der Emotionen. Stress, Angst, Depression: Gesund werden ohne Medikamente.* Goldmann 2007.

Siegel, Bernie: *Prognose Hoffnung. Liebe, Medizin und Wunder.* Ullstein 2003.

Simonton, Carl; Henson, Reid; Hampton, Brenda: *Auf dem Wege der Besserung. Schritte zur körperlichen und spirituellen Heilung.* Rowohlt 2005.

Simonton, Carl; Simonton, Stephanie Matthews; Creighton, James: *Wieder gesund werden. Eine Anleitung zur Aktivierung der Selbsthei-*

*lungskräfte für Krebspatienten und ihre Angehörigen. Übungen zur Entspannung und Visualisierung nach der Simonton-Methode.* Rowohlt 2005.

Thich, Nhat Hanh: *Liebe heißt, mit wachem Herzen leben.* Herder 2006.

Verres, Rolf: *Die Kunst zu leben. Krebs und Psyche.* Herder, 2. Auflage, 2006.